Kameshwar Prasad

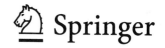
Springer

# 循证医学基础 第2版

## Fundamentals
## of Evidence-Based Medicine

**Second Edition**

编　著　〔印〕卡梅斯沃·普拉萨德
主　译　刘　清　郭良玉　李　颖

天 津 出 版 传 媒 集 团
天津科技翻译出版有限公司

著作权合同登记号：图字：02-2018-224

**图书在版编目( CIP )数据**

循证医学基础 / ( 印 ) 卡梅斯沃·普拉萨德
(Kameshwar Prasad) 编著；刘清，郭良玉，李颖主译 .
—天津：天津科技翻译出版有限公司 , 2019.11
书名原文：Fundamentals of Evidence-Based
Medicine
ISBN 978-7-5433-3922-4

Ⅰ. ①循… Ⅱ. ①卡… ②刘… ③郭… ④李… Ⅲ.
①临床医学－基本知识 Ⅳ. ① R4

中国版本图书馆 CIP 数据核字 (2019) 第 066335 号

Translation from the English language edition:
Fundamentals of Evidence-Based Medicine (2nd Ed.)
by Kameshwar Prasad
Copyright © Springer India 2013
This Springer imprint is published by Springer Nature
The registered company is Springer (India) Private Ltd.
All Rights Reserved.

中文简体字版权属天津科技翻译出版有限公司。

**授权单位**:Springer India
**出　　版**:天津科技翻译出版有限公司
**出 版 人**:刘子媛
**地　　址**:天津市南开区白堤路 244 号
**邮政编码**:300192
**电　　话**:022-87894896
**传　　真**:022-87895650
**网　　址**:www. tsttpc. com
**印　　刷**:唐山鼎瑞印刷有限公司
**发　　行**:全国新华书店
**版本记录**:880mm×1230mm　32 开本　6 印张　160 千字
　　　　　　2019 年 11 月第 1 版　2019 年 11 月第 1 次印刷
　　　　　　定价:48.00 元

( 如发现印装问题,可与出版社调换)

# 译者名单

**主　译**　刘　清　郭良玉　李　颖

**副主译**　张惠荣　郭雪梅

**主　审**　赵堪兴

**译　者**（按姓氏汉语拼音排序）

方　旭　天津市眼科医院

郭良玉　天津市医学科学技术信息研究所

郭雪梅　天津医科大学

井　深　天津市肿瘤医院

李　彬　天津市眼科医院

李　颖　天津市医学科学技术信息研究所

刘　清　天津市眼科医院

张惠荣　天津市肿瘤医院

# 序　言

人们在谈论天才时,常常不知如何定义。但当你真的遇到一位天才型的人物时,你就会立刻断定——看,这是一位天才!

我见过并欣赏许多优秀的循证医学教师。但我想说的是,很少有人能使枯燥的教学变得生动、有趣。Kameshwar Prasad 就是那少数人中的一个。我与 Prasad 博士初识于 1992 年,当时我正在教授 Prasad 博士参与的临床流行病学硕士项目中的一门课程。从那时起,我有幸在许多场合观摩了 Prasad 博士的教学。我观察到他是如何把优秀教师的一切元素融入与学生的互动中。Prasad 博士专心、热情、深切地关注他的学生们,他运用了小组学习的教学技巧,激励学生充分参与到发现的过程中去。

但这还不是他的天赋所在。Prasad 博士的教学与其他杰出教师的不同之处在于,他富有想象力地开创了令人信服的范例,以简单的方式呈现复杂的概念。他把非常枯燥和困难的问题描述为引人入胜的故事。故事吸引着学习者,使教育过程成为一种乐趣。我坐在教室里听 Prasad 博士讲课,当他开始讲他的故事时,我想,这个家伙到底要讲什么呢? 在最后,往往出人意料,故事的高潮部分巧妙地阐明了理解和解释医学文献的一些关键点,以及文献背后的科学理论。

Prasad 博士不仅在教学上具有优秀教师的特质,他的新书也同样具备顶级循证医学(EBM)教科书的质量。在这本书中,你会看到他优秀的文笔,流畅的逻辑,丰富的信息,清晰醒目的格式。EBM 必须以临床实践为基础,Prasad 博士就做到了恰到好处地利用各种临床实例来说明 EBM 的基本原理。爱读图表的读者会看到精心构建的表格,生动地总结了关键问题。想进一步阅读的读者会得到获取少量最佳资源的建议,而不会被大量参考文献所淹没。想寻找证据资源指导实践的读者将会得到最实用的介绍,因为这些资源是根据证据价值进行组织的。但是这本书的特别之处更在于 Prasad 博士的教学天赋，以及这一天赋背后迷人的、令人愉快的个性，它们无一不体现在本书生动的、对话式的写作风格和独特的教学技巧中。

那么当你在阅读这本书时，可能会读到 5 个朋友聚在一起，决定谁将在当晚得到免单的故事；会被问及如何解读首相的民意调查；将学习如何评估两名超声技师的判断，他们都声称自己能够辨别怀孕 14 周时婴儿的性别；将发现急诊科主任如何处理明显过度诊断的阑尾炎。这些故事通常是由另一个卓越的技巧进一步强化，用对话构建问题，并在对话中破解问题。在书中你还可以看到 Prasad 博士和他的住院医生之间的对话，看到神经内科医生和神经外科医生在最佳管理策略上的不同意见，或是一位家庭医生和一位丈夫对其妻子预产期的交流。此外，我们还会看到有趣的、富有想象力的、引人入胜的助记符。比如"3E 基础医学"，或是治疗研究章节中有关"好的开始，好的执行，好的完成"的 3C。

本书的第 2 版保留了 Prasad 博士独特的、引人入胜的风格，还增加了更基础和更前沿的内容。基础部分新增"制订有针对性的临床问题"，阐述了基本的 EBM 技能，新增的"高级主题"让读者对前沿的 EBM 见解产生兴趣。Prasad 博士还对现有章节加以完善，补充了一些有用的附加内容，并特别注意对资料进行视觉呈现。举例来说，用"森林图"对 Meta 分析这一章节的内容进行直观展示。

对书籍的评论并不总是公正或有见地的，这在其他类型的医学文献也是如此。但就本书而言，目前已有不错的评论了：JAMA 杂志对本书第 1 版的评论指出，医学生、住院医生以及研究方法学的硕士生会发现这本书易于阅读，非常实用。虽然符合实际，但 JAMA 的评论略显保守。我认为还没有谁比 Prasad 博士诠释的关于循证医学的核心概念更为清晰、更吸引人。本书的读者们正在分享书中的宝贵经验，这将使他们有能力更好地利用医学文献，提高对患者的诊疗水平。

Gordon Guyatt
加拿大安大略省汉密尔顿

# 前　言

　　这本书的想法来自我有幸与之共事的 EBM 研讨会参加者的反复请求。研讨会曾在印度、新加坡、英国牛津、巴林、阿曼、沙特阿拉伯、卡塔尔、埃及以及加拿大举行。与会者不知何故发现我对 EBM 的诠释更容易理解和实践，希望不时地重温这些内容。正因如此，我才有动力用一种简单易懂的语言来写这本书。最近 3 年的大部分闲暇时间我都用来写这本书。

　　我对循证医学的兴趣始于 1992 年，当时我作为国际临床流行病学网（INCLEN）的访问学者，在加拿大汉密尔顿的 McMaster 大学攻读临床流行病学和生物统计学硕士学位。这个学位称之为"医学健康的设计、测量和评价硕士学位"，但实际上包含有严格评价、定性和定量研究方法、Meta 分析、卫生经济学、医学教育与卫生统计学等课程。作为学生，我们被鼓励参加系里的大型研讨会。有一次，Gordon Guyatt 教授提出了关于循证医学的主题。随后，在一门研究生课程中，我有幸由 Guyatt 教授执教，他一直是我在循证医学领域学习和工作的榜样。

　　1994 年回到印度后，我有幸参与了几个 Guyatt 教授关于循证医学的教学项目，其中包括举世闻名的 McMaster 大学的关于"如何指导循证临床实践"项目。在这些活动中，我始终都能从 Guyatt 教授那里学到新的东西。我在巴林的 3 年（2001—2004 年）期间，参与了20 多个关于 EBM 项目的教学，并在巴林阿拉伯湾大学医学和医学科学院的国际海湾咨询中心开展了循证医学相关的科学实践课程。我发现每一个研讨班都有助于提高我在循证医学方面的教学技巧，正是这些经验使本书的许多章节得以创建和完善。

### 关于本书

　　这本书中的很多资料也能在其他书中找到[1, 2]，事实上，我在本书所论述的内容也源自我从其他书中所学到的许多知识。但是这本书不同于任何一本循证医学书籍，因为它更强调基本概念。这些概念是在故事中出现的——有些是真实的，有些是虚构的。在治疗、诊断和 Meta 分析这三大主题中，每一个主题都以基本概念和研究过程的章节开始，接下来是有效性评估的一章，然后是关于结果评价的章节。关于预后的这一章则是把这三方面内容结合在一起。最后，是一些对各种主题论文进行严格评价的例子。大多数严格评价的问题分为三个部分，即为什么提出这个问题，如何找到答案，如何解释这个答案。我认为这种分解方式有助于更好地理解严格评价的过程。我必须指出，在不同的章节中，你会发现许多概念重复出现，但这是有目的的。我相信重复有助于理解难懂的概念。还应该提到的是，因为本书的编写仅在于涵盖基本原理方面的内容，因而对更深入的问题未做探讨。想做深入研究的读者可以参阅 Guyatt 教授和 Rennie 博士 [3] 所撰写的书籍。

**谁应该阅读本书？**

我希望这本书能对所有医学和护理专业学生，医疗专业技术人员，包括医生、护士、牙医、理疗师和实验室人员有所裨益。实验室人员可能会发现有关诊断的章节特别有用。循证医学已成为医学院校学生学习的核心知识和技能之一。世界医学教育联合会等各机构制订的标准都要求在医学专业本科生和研究生的教育中教授循证医学技能。美国的医学研究生教育认证委员会确定了以实践为基础的学习方式并将其作为住院医生培训的核心能力之一。要求医学专业毕业生能够查找临床相关问题的文献、评价其有效性和实用性，并具备将其应用于临床实践的能力。

住院医生以及医疗和护理专业的学生将会发现本书有助于查找医学文献、评估其价值，并将结果应用于实践。我希望这本书的读者能够喜欢它，就像我享受写作过程一样。

我非常欢迎广大读者给予各种批评和指正，以期改进本书的内容和形式，同时也欢迎读者们给出更多、更有用的建议。

Kameshwar Prasad

印度新德里

# 参考文献

1. Fletcher RH, Fletcher SW, Wagner EH, editors. Clinical epidemiology: the essentials. 3rd ed. Baltimore: Lippincott Wilkins & Company; 1996. p. 1–276.
2. Guyatt G, Rennie D, Meade M, Cook D, editors. Users' guides to the medical literature: a manual for evidence-based clinical practice, 2nd ed. (JAMA & Archives Journals). New York: McGraw-Hill Medical; 2008. p. 1–860.
3. Guyatt G, Rennie D, Meade M, Cook D, editors. Users' guides to the medical literature: essentials of evidence-based clinical practice, 2nd ed. (JAMA & Archives Journals). New York: McGraw-Hill Medical; 2008. p. 1–380.

# 致 谢

　　首先,我要感谢洛克菲勒基金会国际临床流行病学网(INCLEN)项目为像我这样的研究人员提供了临床流行病学培训。该奖学金使我有幸与加拿大汉密尔顿 McMaster 大学临床流行病学和生物统计学系优秀的教师们一起工作。在时任该系主任 George Browman 教授的亲切博学的督导下,我接受了培训。1992 年,我第一次听到“循证医学”一词,是在一个大型研讨会中由 Gordon Guyatt 教授提出的。Guyatt 教授优雅而有说服力的演讲将我带入了这个领域。从那时起,即开启了我的循证医学之旅,并不断前行。加拿大汉密尔顿 Mc-Master 大学临床流行病学和生物统计学系的好几位教授都对我学习和理解循证医学知识,以及后来开展教学工作影响重大。除了 Guyatt 教授和 Browman 教授之外,还必须特别感谢 Stephen Walter 教授、Victor Neufeld 教授、Brian Haynes 教授、Roman Jaeschke 教授、Chris Woodward 教授和 Salim Yusuf 教授。的确如此,McMaster 大学临床流行病学和生物统计学系的教师们组成了国际 EBM 工作组的核心团队,Gordon Guyatt 教授作为领导者,是该领域的先驱。

　　非常感谢全印度医学科学院(AIIMS),印度政府卫生和家庭福利部,印度医学和医学科学学院(CMMS);巴林阿拉伯湾大学(AGU),巴林卫生部和巴林国防军医院,这些机构给予我教授循证医学的机会并鼓励我,磨炼了我的教学技能。这本书很大程度上得益于我在 AIIMS 和 CMMS、AGU 的同事们的鼓励和支持,尤其是 Hossam Hamdy 教授和 Khaldoon Al-Roomi 博士。

　　还要感谢阿拉伯湾大学视听部门对协助编写本书图表所做的贡献。

　　最后也是最重要的是,我无法用任何语言表达对我的妻子 Meeta Prasad,我的儿子 Kushagra Kumar,我的女儿 Manya Prasad 的感谢,他们一直鼓励我,甚至时时劝说我尽早地写完这本书。很感激他们体谅我在闲暇和假期时因写作而不能与他们在一起。尤其特别要感谢我的妻子 Meeta Prasad,在所有 EBM 相关活动和撰写本书过程中对我的悉心照顾和守护。

Kameshwar Prasad

印度新德里

谨以此书献给我亲爱的父母,他们虽已在天堂,但仍活在我们的心里,仍指引着我们的生活,包括撰写这本书籍。

## [使用说明]

　　欢迎加入循证医学基础交流群。通过社群一起交流学习心得，群内回复关键词，还有学习资源帮您更好地掌握医学理论知识。

## [入群步骤]

1.用微信扫描本页二维码
2.根据提示，选择加入感兴趣的交流群
3.群内回复关键词领取学习资源

# 本书配有
# 读者交流群

建议配合二维码一起使用本书

微信扫描二维码　加入本书交流群
▽

## [群服务说明]

循证医学学术交流研讨群：

　　一起坚持打卡，
学习医学基础理论，
分享更多医学专著文章，
案例交流技术研讨。

# 目　录

# 第一章　循证医学导论

## 发展简史

"循证医学"这一术语最早出现于 1990 年加拿大 McMaster 大学内科系住院医师的信息手册中。而这项工作实际上可以追溯到 20 世纪 70 年代末。McMaster 大学临床流行病学与生物统计学系的时任系主任 David Sackett 教授从 1981 年开始陆续在 *Canadian Medical Association Journal* 发表一系列文章。该系列文章被命名为《医学文献读者指南》。其中有文章讨论了如何评价关于诊断、治疗、预后的论文。这些文章为各类临床论文的严格评价提供了指导。当时互联网还没有出现，信息技术还处于起步阶段。所以毫无疑问，文章中并没有涉及任何关于"如何搜索相关文章"的内容。

早期循证医学实践通常起始于那些手边的期刊文章，着重于那些严格评价的文章，随后应用于实践中。十多年过去，20 世纪 90 年代初，人们感到有必要重新审视和更新一些指南，其中包括关于严格评价领域的最新进展等。为此，加拿大 McMaster 大学成立了一个国际 EBM 工作小组。该小组认为指南的服务对象应从普通读者转向实际用户，认为应把信息在临床实践的实用性作为重点。由此，循证医学实践的起始点转变为医务人员可能面临的某个问题，需要他们寻找相关文献，然后通过严格评价，再将有用的信息用于临床实践中。随着互联网时代的到来，信息资源越来越庞大，需要进一步指导医务人员来如何查阅相关文献资料。为了顺应这些变化，这个小组编写了一系列的文章（如"用户指南"等），其重点就是要强调临床实践和临床决策应以那些可靠的临床实践证据为基础 [1]。在 McMaster 大学内科系的一次务虚会上，有人建议将这种临床实践命名为"科学医学"。这种称谓遭到了这个部门其他成员的强烈反对,主要是因为它意指之前的做法是"不科学的"。于是,Gordon Guyatt 教授提出了"循证医学"(evidence-based medicine,EBM)这个名词,事实证明也是更为恰当的。他还担任了这个小组的负责人,并与他人合编了《医学文献用户指南》。

如果单纯说 EBM 的哲学原理起源于 20 世纪 90 年代甚至 70 年代,那是不公平的,而且显然是错误的。实际上,从随后的讨论中你可以发现,这些基本原理从医学实践开始就已经存在了。所有重要的人类文明都可以在他们的古代典籍和历史记载中发现其原理的一些蛛丝马迹。

# 何为 EBM?

简单地说,它是指在综合医务人员的专业知识和患者/人群预期的基础上,使用现有的最佳证据做出的临床决策。EBM 这一术语常常与医生的专业相连,而又区别于循证护理、循证公共卫生等。有时人们则以一种狭隘的观点认为它专指内科学,而区别于循证外科、循证牙科等。但我从广义上把它与健康专业联系起来,并将其区别于其他行业,如法律或商业。广义上,EBM 涵盖的内容比循证卫生保健要广泛,还包括公共卫生、卫生政策等内容。因此,在定义 EBM时,应该明确它专指医学。《牛津字典》把医学定义为防治疾病的学科。正是在这个宽泛的意义上,我使用了 EBM 这个术语。

EBM 是一种新的临床实践范式,一个终身学习的过程。它强调在临床决策中,在综合临床决策者经验与患者预期的基础上建立一套系统而严格的临床证据评估体系。

# 认识 EBM(1-2-3-4)

认识 EBM 就要从认识 1-2-3-4 开始。EBM 有 1 个目标、2 个原则、3 个部分和 4 个步骤。1 个目标是要提高临床诊疗质量;2 个原则是证据有质量分级和在决策中单一证据依据性不足；3个部分是证据（evidence）、专家的经验（expertise）和患者的预期（expectations），即3个E（3E）；4个步骤是提问（ask）、获取（acquire）、评估（assess）和应用（apply），即4A。这些将在后面的文中进行详细描述。

## EBM 的目标

EBM 有一个目标：通过完善一些涉及公共卫生、医疗保健、临床诊疗、护理或卫生政策等方面的决策来提高人群与健康相关的生活质量，延长寿命。

## EBM 的原则

EBM 包括两项基本原则。

（1）证据的质量分级：在临床决策中，任何证据都应该根据其免于发生错误的强弱程度来进行排序。例如，对于治疗类决策，设计良好的大型随机试验的 Meta 分析通常是最强有力的证据，随后是从大型多中心随机试验、设计良好的小型随机试验的 Meta 分析、单中心随机试验、观察性研究、临床经验或基础科学研究中所获得的研究结论。

（2）单一证据的依据性不足：EBM 的第二项原则是单一证据永远无法支撑一项决策。它需要整合临床专业知识和患者的价值观与预期。这一原则将会在后面"EBM 的组成"中进一步论述。

## EBM 的组成

从某种意义上讲，EBM 这个叫法有些用词不当。因为除了证据（E）本身，其他两个 E 也是决策中必不可少的，即：

（1）决策者的专业知识。

（2）患者的价值观和预期。

为了表明这 3 个组成部分，我使用了 3E 为基础的医学缩写 TEBM（Triple-E based medicine）。为了阐明其他两个 E 的重要性，举如下两个例子。

**例一：**

一位 28 岁男性患者因上行性麻痹、呼吸窘迫进入 ICU 病房。住院医生诊断其为吉兰 - 巴雷综合征（GBS），并开始探讨用循证的方法来决定其治疗方式。主任询问病史，得知该患者 3 个月前曾有被狗咬过的既往史，怀疑其为早瘫性狂犬病，且很明显他仅接受了部分的免疫治疗。后经确认，该患者确实是早瘫性狂犬病，被转院到传染病医院接受进一步治疗。这样对于吉兰 - 巴雷综合征的讨论就是完全不相关的。这个事例表明专业知识在 EBM 实践过程中的重要性。如果诊断错误，所有的 EBM 讨论都是多余的。

**例二：**

患者 / 人群的价值观、预期及现状。

（1）运动神经元病（肌萎缩性侧索硬化症）的诊断需要一定程度的专业知识和经验。一旦确诊，就要开始寻找适宜的治疗方式，如利鲁唑。无论是随机对照试验还是 Meta 分析，都有明确的证据证实利鲁唑可以较气管切开术延长患者生命 3 个月甚至更长时间（通常是数年）。而实际上，利鲁唑的治疗代价也是让人望而却步的，它具有很大的肝损害风险且价格昂贵（在印度需患者自付）。因此，许多神经科医生和他们的患者并不会采取这个办法。患者认为不值得如此。然而有些可以轻易为利鲁唑买单的患者还是会采取这种方式治疗。

（2）不断有证据表明，适度饮酒可以预防心脏病发作和脑卒中。然而，在伊斯兰教中，饮酒是被禁止的。所以一位纯正的伊斯兰教患者，即使他可能有心脏病或脑卒中的风险，你与他探讨适度饮酒都是不会被接受的。

| EBM 的目标 | 通过提高诊疗质量来改善人群健康水平 |
| --- | --- |
| EBM 的原则 | 证据是有质量分级的；单一证据依据性不够 |
| EBM 的组成（3E） | 证据、专业知识、预期 |
| EBM 的步骤（4A） | 提问、获取、评估、应用 |

# EBM 的影响因素

上述事例表明,在临床决策中整合专业知识、患者价值观和临床证据的必要性。这是 EBM 实践所必需的。你可能会问,医生们经常做的和应该做的不正是这些事吗? 在临床决策中我们还需要做哪些事? 事实上,这些决策除了证据还有许多其他影响因素。下面的例子主要是关于临床决策的,实际上类似的事例也被广泛引用到政策决策中。

## 生理学影响因素

在许多情况中我们是基于生理学或病理生理学的理论做决策的。例如,缺血性脑卒中通常是由于大脑中动脉(MCA)闭塞所致。将颈外动脉的某些分支连接到 MCA 分支,绕过闭塞位置,形成生理通路,这种手术称之为颈外动脉 - 颈内动脉(EC-IC)搭桥。基于这种理论,世界上许多地方都开展了成千上万台的 EC-IC 搭桥手术,直到有人开始质疑它。由美国国立卫生研究院发起的一项针对其治疗效果对比的国际研究证实,这种手术不仅是无效的,而且影响患者康复[2]。这一证据出版后,北美 EC-IC 搭桥术的数量锐减,而世界其他地区完成的治疗缺血性脑卒中的此类手术,即使有,也已经很少了。

第二个例子是关于链激酶作为溶栓剂在缺血性脑卒中治疗中的应用。在这种情况下,使用链激酶是有生理学意义的(就像在心肌梗死中一样)。但由于使用链激酶而死亡的患者多于未使用的患者,因此 3 项临床试验(欧洲的多中心急性脑卒中研究、意大利的多中心急性脑卒中研究、澳大利亚的链激酶试验)被迫提前终止。因此链激酶不再用于缺血性脑卒中的治疗,而令人意想不到的点,组织纤溶酶原激活剂(t-PA)因其不增加死亡率和总体预后较好而成为另一种溶栓剂,虽然从生理学上我们还无法合理解释这种差异。

还有一些其他的事例,如恩卡尼作为抗心律失常药物会增加死亡率等,这些生理学上合理的决策可能都存在临床上不可接受的风险。因此,临床研究一定要确定效益与风险的概况,单纯依据生理学理论做出的决策很可能会带来更大的危害。

## 专家意见

我们经常寻求专家的建议来确定治疗决策。政策制订者也常常会寻求专家的建议来做决策。然而,任何专家的建议如果没有足够的研究做参考或没有足够的证据做基础,都有可能是错误的。

举一个关于治疗先兆子痫的例子。1992 年英国的一项调查显示,只有 2% 的产科医生使用硫酸镁来控制子痫惊厥。而通常首选的药物是地西泮。我曾亲眼看到神经科医生建议使用地西泮而不是硫酸镁。但临床试验证据清楚显示,硫酸镁不仅在控制惊厥方面更有效而且可以降低子痫孕妇的死亡率 [3]。令人欣慰的是,英国皇家妇产科学院最近也在推荐使用硫酸镁而非地西泮来治疗这种情况。

## 教科书和综述

我们经常会寻求一些教科书或综述文章中的建议来决定是否使用一种干预。但有许多事例可以表明,教科书或综述提出的建议可能是引导大家使用了有潜在危害的干预,而非使用(甚至是建立)那些潜在的有帮助性的干预。一个非常经典的案例就是链激酶用于急性心肌梗死( AMI )。Lau 等定期更新的急诊证据摘要(名为累计Meta 分析)显示,从 1977 年直至 1982 年,大多病例被推荐使用链激酶作为心肌梗死( AMI )常规治疗, 13 篇文章中 12 篇未提到链激酶治疗急性心肌梗死( AMI ),仅有 1 篇将其作为试验药物提及。差不多 13 年后陆续出现了大量的临床证据, 1990 年前后,这一建议才被普遍提出(出版的 24 篇文章中有 15 篇提及)。

另一方面, 1970 年出版的大多数教科书或综述建议使用利多卡因作为急性心梗的常规用药( 11 篇文章中有 9 篇提及),而迄今为止的证据显示它的使用只会提高患者的死亡率。直到 1989 年,在对临床证据进行 Meta 分析后,教科书和综述文章才不再建议在治疗 AMI 时使用该药。

## 生产商的影响

许多临床医生经常以生产商提供的信息来开始一项临床干预。然而,有些信息是并没有实际效果的,有些结果甚至更糟。举一个激素替代疗法(HRT)治疗女性更年期的例子。在没有得到足够的、高质量的临床证据前,厂家就积极推广激素替代疗法的使用。一直到大量临床证据表明它可能是危险的,临床医生才停止大范围推荐使用 HRT[5]。

尽管经常被误导,许多临床医生依然轻信厂商的信息。

上述例子表明,完全基于病理生理学基础、专家建议、教科书或综述文章、生产商信息做出的决策,其结果可能是错误的。当然这并不意味着他们每一次都是错的,也不意味着那些基于临床试验和 Meta 分析的工作就不会发生错误。但关键是如果生理学理论或专家建议有临床证据做支撑,这种错误发生的可能性要远低于他们没有临床证据。当上述信息来源存在差异时,则需要谨慎行事,将更重视有效的临床试验而非基础理论。EBM 强调的就是这一点。

# EBM 带来的新观念

许多人认为,医生或卫生决策者在决策过程中总是依据且会持续依据临床证据、专业知识和患者的价值观。是的,大多数情况确实如此。所有优秀的医生都会经常且一直这样做。与以往不同的是对决策因素认识的重视程度、明确性、严谨性和理解力方面的变化。获取、评估和表达证据的新工具和新技术使证据使用的过程更为系统和严谨。对于许多医生来说,EBM 时代之前的一些观点和概念都需要改变。其中一些新的观点或观念参见表 1.1。

### 表 1.1 EBM 引入前后一些概念或观点的差异

| | EBM 引入前的概念或观点 | EBM 引入后的概念或观点 |
|---|---|---|
| 临床 / 医学教育 | 对 EBM 实践来说是足够的 | 必需但并不够充分;需要终身的、自我指导地学习、反思和实践 |
| 临床经验 | 足够用以指导实践 | 必需但并不够充分;需要了解研究结果 |
| 教科书和综述(传统的)文章 | 足够的 | 有用但不够充分;通常需要系统综述 / 基础性研究 |
| Medline(医学网) | 首选查找资源的地方 | Medline 是最后查找资源的地方 |
| 基础性研究或动物研究的证据 | 足以指导临床实践 | 必需但不够充分;需要临床证据 |
| 有效的出版物 | 所有发表的文章(在顶级期刊中)基本上都是真实的(除非与另一份出版物意见相左) | 发表的大部分内容(甚至在顶级期刊中)多数都不是真实的 |
| 涉猎的论文结论 | 足够的 | 必需但不够充分;需要阅读方法和结果 |
| 严格评价 | 仅是根据医学教育和经验无意识地、随意地评价 | 需要积极地、正式地学习如何进行严格评价 |
| 统计学的重要性 | 具有统计学意义就足够了 | 必需但不够充分;需要评估临床意义 |

# EBM 的实践步骤

EBM 的主要(但不是唯一的)目标是让医务人员在决策中使用正确且完整的信息。为了实现这个目标,需要 4 个关键步骤(4A)。

(1)通过提出问题来获取所需的信息(Ask)。

(2)通过搜索资源来获取(查找)信息(Acquire)。

(3)评估或评价信息的相关性、质量和重要性(Access)。

(4)将这些信息应用于你的实践或患者(Apply)。

以上每个步骤概述如下。

## 步骤1：通过提出问题来获取所需的信息

以特定模式提出问题是重要的第一步，因为它有助于找到最相关的信息。它指明你正在寻找的结果，也有助于评估那些与你的患者相关的信息。

表面上可能会有数百个问题涉及患者，这些问题可能包括解剖学、生理学、病理学、流行病学、诊断学、药理学等方方面面。但这些问题可以分为如下两类。

（1）一般性（背景）问题：解剖学、生理学、生物化学、病理学、药理学、诊断学及一般管理性问题。

（2）特异性（重点）问题：需要分析一些特殊的诊断检查、一些特殊治疗的风险与获益，以及患者的预后等相关问题。

表1.2列出了两类问题的不同。

表1.2　一般性（背景）问题和特异性（重点）问题之间的差异

| | 一般性（背景）问题 | 特异性（重点）问题 |
|---|---|---|
| 与之相关的行为 | 解剖学和病理生理学等基础科学知识 | 患者诊疗，往往是针对某一位患者的诊疗 |
| 提问者 | 多数为学生 | 大多为有经验的医生 |
| 例1：孕早期诊断 | 孕早期有哪些临床指征，需要做哪些检查 | 孕早期患者超声检查的敏感性和特异性是什么 |
| 例2：吉兰-巴雷综合征（GBS）的治疗 | GBS有哪些治疗方案可供选择 | 类固醇在治疗GBS方面有什么风险和获益，特别是针对事例中的患者 |
| 例3：GBS的预后 | GBS的预后因素有哪些 | GBS患者的预后会怎样 |

## 问题来源

这些问题几乎每天都在我们的日常工作中出现。事实上，每天都会出现许多问题。可能在查房过程中看到一位创伤后眩晕的患者，你的同事询问为什么开始不给患者使用血管扩张剂。可能在看门诊时遇到一位偏头痛患者,向你询问有什么草药可以解决他的问题,针灸的效果又是如何。开研讨会时,你的同事可能会质疑腹腔镜阑尾切除术相较于小切口开腹手术的优越性。你可能有时会怀疑给脑卒中患者做 MRI 检查有何意义,三维超声的结果是否会改变对孕妇的孕期管理等。

你每天都会面临这些问题,这些问题要求并促使你从文献中寻求证据。然而,如果没有经过深入思考就不要急于上网查询文献,这一点非常重要。我见过有些住院医师找到一篇论文,貌似与他的问题有相似之处,但实际上毫无关联。只有不断地深入思考才会提炼出更精准的临床问题。

## 提炼问题

有一次,我们在查房时讨论一位脑卒中患者的病情,我的一位住院医生问为什么不给这位患者肝素。我说,最好你能查找其中的原因并在下一次病历报告会上与大家一起分享。她同意了。

下面是我与这名住院医生(以下对话简称"医")的对话,读者可以看出提炼问题的重要性。

我:你准备在哪里寻找证据?

医:我首先会选择 Cochrane 图书馆,不对吗?

我:是的,那是对的。但是你主要的问题究竟是什么?

医:嗯,是肝素对于治疗急性脑卒中的作用是什么。

我:你在说哪种类型的脑卒中呢?

医:很显然,缺血性脑卒中。

我:年轻的风湿性心脏病患者也会出现缺血性脑卒中,你是否对这类患者的论文有兴趣?

医:不。我的患者是 65 岁,属于老年患者群体。

我:即使在老年患者中也有一些是非瓣膜性房颤或其他心脏疾病引发的脑卒中,你会查找关于这类患者的资料吗?

医:但是我的患者没有此类病史。我想重点讨论动脉粥样硬化性血栓性脑梗死。

我:那么,你能重新厘清一下你的问题吗?

医:肝素对于治疗老年动脉粥样硬化性血栓引发的缺血性脑卒中的作用是什么?

我:那好。那你告诉我你对标准肝素还是低分子量肝素有兴趣?

医:所有的肝素。

我:好。但你寻找的目的是什么? 是脑卒中症状的恢复还是防止脑卒中复发? 你可能会发现一些文章是关于急性缺血性脑卒中的康复,或者预防脑卒中的复发,抑或两者兼而有之。你对哪个结论感兴趣?

医:我对急性缺血性脑卒中的康复感兴趣。

我:那你是如何定义康复的呢?

医:康复意味着完全康复,患者恢复了他在脑卒中前的身体功能状况。

我:以恢复日常生活自理为准,肝素能否提高老年急性缺血性脑卒中患者的康复概率,这是最重要的吗?

医:是的,可以这样说。

我:你现在可以重新再整理一下你的问题吗?

医:肝素对于急性缺血性脑卒中老年患者康复,即恢复日常生活自理能力中的作用概率?

我:太好了。最后一个问题。你是否需要在有肝素与无肝素,或者肝素与阿司匹林之间做个对比?

医:我不太确定。 我们的患者已用过阿司匹林。 因此,我的问题是如果患者在服用阿司匹林的同时使用肝素,也就是阿司匹林加肝素与单用阿司匹林的对比研究。但我也想查找一些肝素加阿司匹林和肝素不加阿司匹林与只用阿司匹林和无肝素无阿司匹林的对比研究。

我:那就意味着你有 3 个问题。

医:是的,我的患者疾病类型和疗效结果是一样的,但用了 3 种不同的干预措施。

我:是不是下面这个表(表1.3)?

**表1.3　3种干预措施对患病的疗效**

| 患者 | 因动脉血栓形成而引起急性缺血性脑卒中的老年患者 | | |
|------|------|------|------|
| 干预 | 阿司匹林加肝素 | 肝素,无阿司匹林 | 肝素,无阿司匹林 |
| 对照 | 仅有阿司匹林 | 阿司匹林 | 无肝素,无阿司匹林 |
| 结果 | 恢复日常自理能力 | | |

医:是的,这就是我所想要的。

这段对话说明有必要进行更深入的思考,并在一定程度上明确你的问题。否则,你可能会找到一篇不相关的论文,甚至会浪费很多时间来翻阅大量无关的论文。然而,我也建议你不要划分太细,否则你可能会找不到需要的论文。你可以从适当的精准度(特异性)开始,根据搜索结果中"命中"文献的数量,来扩大或缩小检索范围并调整检索策略,从而得到足够可用的论文。

总之,你需要在你的临床问题中明确以下几点:

(1)患者人群(P):患者的类型。

(2)(新增的)干预(I):新的治疗方法或治疗方案。

(3)对比(C):对照干预。

(4)结局(O):那些对患者具有重要临床意义的结论。

"PICO"这个缩略词是用来记住一个精心设计的临床问题的各部分的内容的。我必须说的是,有时候比较干预可能会缺失,而"PIO"也足以明确地提出临床问题。

初学者面对的困难是确定哪种干预属于"I",哪种属于"C"。"I"代表着新的干预。为了强调这一点,我使用了"PInCO"这个缩写,"I"旁的"n"代表着新增的意思。

上述讨论说明制订一套好的临床问题并不简单。精准地区分患者、干预措施和结果是需要一定经验的,只有经验丰富的专业人员才能分辨出在特定环境下具有临床意义的结果。

# 步骤2:获得所寻找的证据(参见第二章)

# 步骤3:论文的评估或严格评价

严格评价的4个问题:

(1)相关性。

(2)真实性。

(3)一致性。

(4)结果的重要性或显著性。

1. 相关性是指研究论文与你所需要信息的匹配程度。把你在临床中所遇到的问题与研究论文中的问题相比较,可以帮助你明确哪些文章对你确实是有帮助的。而PICO问题模式可以使这些决策过程更加容易。很多时候,你可能发现患病人群和(或)干预措施之间相匹配,但结果却是不同的。除非你找到另一篇有你期望结果的文章,否则还是继续读下去为好。

2. 真实性是指研究结果无偏倚的程度。偏倚主要有3种类型:

(1)选择性偏倚。

(2)方法性偏倚。

(3)分析性偏倚(在所有类型的研究中,你必须寻找这些偏倚,具体问题见表1.4)。

当评估研究真实性时,所有类型的研究都要进行上述偏倚的评估。如果存在偏倚,你就应该提出下一个问题——那会怎样? 它会影响内在真实性或外在真实性吗? 让我先简要解释一下这些术语的含义。

(1)内在真实性的相关问题:对研究主题来说,这些结果是否是准确的? 这是所有研究中最基本的,也是第一个问题。

(2)外在真实性的相关性问题:研究结果适用于哪类人群,还是全部适用? 外在真实性要通过时间、地点与人来进行判定。要看研究结果是否可以在现在或未来,在不同地域或环境,针对研究以外的人群进行推广。内在真实性是任何研究最基本的要求,但这只是个理想化的追求。要达到 100% 的内部有效度几乎是不可能的,许多扩大内在真实度的尝试都可能会损害外在真实度。内在和外在真实度之间需要达到一个合理的平衡。

表 1.4　临床问题的 PICO 模式

| | 治疗 | 诊断 | 预后 | Meta 分析(对于研究的系统研究) |
|---|---|---|---|---|
| 选择性偏倚 | 被选入组的患者其预后是否相类似? | 患者是否能代表这一类疾病更宽泛的样本? | 患者是否能代表这一类疾病更宽泛的样本? | 研究是否具有全面性和可重复性? |
| 方法性偏倚 A. 失误(不完全方法) | 是否有随访? | 每个人是否都得到了新的检查并以金标准进行衡量(不存在确认偏倚)? | 是否有随访? | 存在发表偏倚吗? |
| B. 结果检测 | 盲法参与员对结果进行评估了吗? | 新的检查方式与金标准检测是否做到了双盲? | 对结果评估是否客观并没有偏倚(不知道是否存在或不存在预后的影响因素)? | 抽象数据是否由两个以上观察者分别独立完成?且他们两者之间有一样的认知水平? |
| 分析性偏倚 | 分析是否依据了意向性的治疗原则? | | | 研究间结论是否相似? |

3. 一致性是指在同一研究中不同的研究分析、研究结果的相似程度,且与研究以外的证据的相似度。一致性可以是内部的或外部的。

（1）内部一致性,是指研究中涉及的不同的分析结论。例如,在治疗类论文中通常会涉及调整或未调整的一些对比分析、特定敏感性分析、亚群分析、主要结果与次要结果分析等。如果这些分析得出相同的答案,就可以说新的治疗方式其效果具有内部一致性。

（2）外部一致性,是指具有生物学证据,或其他研究已证实,甚至是临床医生的经验所证实的研究结果的一致性。如果某一个或多个因素影响了它的一致性,就要探寻其中的原因。生物学知识是博大的,对其认识也是不断发展的,且很大程度上是尚不完整的。因此,通常需要花费大量时间来为这些结论寻求生物学上的解释。如果找不到,就要牢记我们对人类自身生物学知识的了解还是非常局限的。

4. 信息(结果)的显著性需要根据论文的类型进行评估。对于治疗效果或诊断(检查)类研究文章,你必须要问:

(1)研究中新的治疗方式或检查方式是如何进行的? 结果是否具有统计学显著性和临床重要意义?

(2)可以从研究中获取哪些信息来提供给你研究的参与者或患者?

### 步骤4:将结果应用于患者

当发现论文中的信息具有相关性、真实性、一致性和临床意义时,更为重要的问题是这些无论是治疗类还是检查类的研究对你的参与者或患者是否有用。你需要确认(更多是猜测)你的患者的疾病可能存在哪些不良后果的风险,然后再考虑这些新的检查方法或治疗方式会带来哪些变化,还要判定新的干预所带来的风险与成本,判定这些改变是否值得。

你的患者如何看待新的检查方法或治疗方式所带来的风险和获益? 这些因素将有助于你决定是否采用论文的结果作为参考,并做出相应的决策。基于这一观点的实践被更恰当地称为"循证临床实践"。

# EBM 的优势

EBM 是一种策略,有助于我们解决问题、有效学习,赋予学习者和决策者能力,避免浪费,并提高医疗质量。其优势可以总结为以下几个方面。

**改进质量方面**

（1）解决问题策略：临床医务人员或政策制订者几乎每天都要面临很多的问题。医生每天都要为检查、诊断、治疗做出决策。政策制订者需要为是否引进一项技术做出决策。他们需要信息来为决策提供依据。通常这些信息能够帮助判定一项治疗或技术是否有效。所以他们需要寻找这些信息来评估在其背景下研究的有效性、研究意义与适用性等。为更好地解决问题，EBM 提供了有效地寻找信息、评估信息的技巧。

（2）提供更多选择的策略：EBM 通过阐明是否有明确临床证据支持某一种干预或另一种干预，或证据尚不明确，赋予患者更多选择权，从而在决策中使患者的偏好被更多顾及到。EBM 给初级医生、护士甚至学生提供机会，让他们用临床证据来支持自己的论点，而不是盲从于上级医生。

（3）控制浪费策略：通过提出几个常规效益风险或效益成本证据的问题，循证医学就可能减少不必要的医疗支出。例如，所有脑卒中患者的常规肝功能检查因缺乏任何获益的证据而受到质疑，取消这项检查，可为患者和医院节省开支。

（4）提高医疗质量的策略：医疗质量要求对患者的效益风险最大化。这需要组织和个人不断地学习。它需要基于一定证据的指导原则和审查标准，且鼓励减少浪费。这是基于强化职工工作能力的理念。正如以上所述，EBM 在所有这些方面都能提供帮助，因而它还是提高医疗质量的战略。

（5）避免误导信息策略：有时，可能是经常，药品和医疗器械生产商向医务人员提供潜在的误导性信息，并提出不合理要求。EBM 使医生们对这类要求保持警惕，并避免开具未经证实疗效的药物处方和治疗方法，使他们能够判断这种要求是否恰当。

（6）增进沟通策略：医务人员在处理患者问题时经常会有不同的方法和意见。随着团队成长的需要，在采用多学科综合方法来医治患者的过程中，交流成为成功的关键。决策时，由于证据基础或价值观的不同，相互的观点可能会有所不同。EBM 提供了描述不同意见基础的技能和与同事沟通的语言,并明确表述临床证据和价值观。

(7)终身学习策略:医学教育者倡导医学知识的自主终身学习。但是如何实现这一目标呢? EBM 提供了至少一种方法来做到这一点。EBM 与个人的临床实践相关,符合成人学习的原则。

**强化学习方面**

(8)信息处理策略:据估计,每年有 200 多万篇文章发表在两万多种期刊上。任何人都不可能读遍每篇文章。如果要求阅读所有内容,医务人员会感到不堪重负、不知所措。因此将无关紧要和不可靠的研究与重要和关键的研究区分开来,或者知道能做到这一点的正确来源就非常重要。效率和选择性至关重要。EBM 为这种效率和选择性提供了基础。

(9)协作学习策略:现在医学教育越来越重视协作和跨专业的学习。EBM 为所有医务人员搭建起合作学习的平台。

**推进研究方面**

(10)改善研究策略:EBM 过程包括评估和评判研究。在这个过程中往往会发现现有研究中的缺陷,并认识到在某个主题或领域尚缺乏足够优质的研究。这可能成为许多初级医生和其他参与者计划或开始一项研究的起点。这个过程也让人们认识到了更多有助于理解研究方法的术语和概念,并激励人们进一步在尚无可靠证据的领域开展更好的研究。

# EBM 的局限性

1.证据对某单一患者的适用性是有限的。提供给某患者最恰当的证据莫过于针对其自身的个体研究。这类研究称之为 N-1 试验。如果患者能够随机被分配到服药组和安慰剂组,通过疗效测定,其结果将非常适用于他。但这样的研究是非常有限的。只有具有可重复性结果的慢性病(而非二尖瓣关闭不全、脑卒中或死亡)才适合这种研究。而且,大多数医务人员没有时间、设备或精力来进行此类研究。因此,可获得的证据都是来自多个患者的平均值,其中有些是有效的,有些是有副作用的,有些是两者兼而有之的。你会把这些平均效果应用于患者吗? 你不知道,你也不可能知道。这可能是 EBM 的最大局限性。但是,又有什么可选择的吗? 了解一些平均发生的概率总比一无所知好。平均效果会发生在你大部分的患者身上。如果没有更好的选择,这可能是工作时最好的经验。

2. 缺少持续性的连贯证据。这是另一个大问题。对于临床实践中遇到的许多问题,几乎很少有证据,特别是很少有好的证据。对于许多问题,证据虽然是有用,但并不是持续性的或连贯的。最近关于乳腺癌钼靶有效性存在的争议就具有典型的不一致性,与现有的证据不符。

3. 对变革精神或创造性有潜在的限制。EBM 把证据的标准置于如此高的水平,许多新的想法在萌芽之前就被扼杀了。例如,如果研发一种新的检查方法用于诊断偏头痛或紧张性头痛,研究人员在进行一项好的研究时可能会因没有"金标准"而感到受到限制,因为目前的循证医学文献强调 ( 尽管不是真的 ) 这是"必需"的。

4. 需要医生投入大量的时间。各地的临床医生都是非常繁忙的,特别是在发展中国家。学习 EBM 甚至学习相关术语的时间都是无法保证的。这对临床医生开展此项工作,甚至是阅读、预评估 EBM 文献都是主要的限制。

5. 可获取的 EBM 资源是有限的。许多 EBM 资源,特别是一些间接的资源,对于许多医生,尤其是发展中国家的临床医生是无法获得或负担不起的。即便是当地的图书馆也没有这些资源。许多临床医生甚至没有电脑或互联网可用。在这种情况下,临床医生不能获取这些文献,因此也无法进行 EBM 实践。此外,目前开展 EBM 所需的人力资源和必要的专业知识也是有限的。

6. 需要学习新的知识( 如方法学和统计学 )。EBM 中的许多概念是很难学的。一两次讲习班不足以讲清这些观点。这使许多临床医生望而却步,甚至逐渐对 EBM 产生了一种厌烦感。

7. 易混淆的术语。EBM 产生了许多毫无必要且易混淆的新术语。例如,"风险差异"和"风险比"等这些简单明了的术语分别称之为"绝对风险降低"和"相对风险"。同样的,"对照组结果的发生率"在 EBM 书中称之为"对照组风险"或者是作为"控制事件的发生率"(严格地说并不是比率)。这些重复的术语让那些对数字和数学不敏感的临床医生倍感混乱。

8. 错误的假设。EBM 书籍和文章几乎经常会假定治疗的风险率以及诊断检查结果的相似比,或多或少在患者亚群中是恒定的,甚至适用于某个个体。而事实上,这些假设经常被发现是错误的。当然这些方法可能在患者亚群中较其他方法更为稳定,但实际上可能在同一患者亚群是稳定的,而在不同亚群中就并非如此了。然而,这些恰恰是 EBM 所依赖的基本假设。

# 关于 EBM 的错误观点

1. 医生在患者等待中进行研究或评估证据。有时,批评者会举出一些急诊的例子,说患者不能等着医生寻找证据。这是一个误解。紧急情况下所做的决定必须根据医生了解的病情或从参与救护的其他同事那里收集的信息。然而,如果他心存疑问,对所掌握的证据也不是很确定,在时间允许的情况下他是可以执行 EBM 4 个步骤的。因为他知道那些证据可能会改变他的决定。所以希望医生能及时了解那些涉及常见病的临床证据,更新知识。在紧急情况下,不要在患者的等待中开始 EBM 过程。

2. EBM 忽视临床专业知识。没有什么比这种说法更有悖真相了。恰恰相反,专业知识和实践经验对于实施 EBM 是必不可少的。没有这些,即使第一步提出问题都是无法做到的。阐明有临床意义的结论时也需要一定的临床经验。同样,评估诊断的金标准、设定预后的标准、从分析中随机抽取样本等都是如此。治疗方式也同样需要专家的判定。因此,EBM 强调将临床专业知识和经验、证据相结合,这一点是绝对不可忽视的。

3. 仅把随机试验和 Meta 分析结果作为"证据"。大多数对 EBM 的批评主要是针对随机试验和 Meta 分析的,好像只将后者作为证据。事实并非如此。阅读任何有关 EBM 的书籍,你都会发现它是将临床经验、观察研究、基础研究和动物研究都作为了相关证据。EBM 强调证据的强弱程度取决于其有效性、临床适用性以及足够的风险获益分析。随机证据往往比其他证据更有说服力。但有时临床经验会是决策的主导因素。例如,在治疗一名蛛网膜下隙出血合并颅内分叉部宽颈动脉瘤患者时,假设有证据表明弹簧圈栓塞术是最好的选择,但临床医生没有这方面的经验。从神经外科医生的经验和时间的紧迫性上,他可能有理由采用颈动脉结扎手术。此时,非随机证据就是最可接受的,也没有人要求进行随机试验验证。例如,对于所有缺乏症(例如低钾血症,甲状腺功能减退症)的治疗,仅是基于单独观察性研究替代疗法就可以被广泛接受。但据我所知,从来没有人要求为这些以及其他许多内分泌和血液学疾病提供随机印证试验,尽管像糖尿病需要严格还是宽松控制这样的问题确实需要随机试验的证据。

4.EBM 是一种医学研究方法。许多参与 EBM 研讨会的工作小组都会有一个观点,即他们在学习一种临床研究方法,这其实是一个误解。EBM 更适用于使用研究成果的人使用。做研究需要更多地参与,需要更深入的知识。EBM 研讨会也从最初的几天到 1 周,可能时间仅够从书面上学习 EBM,甚至没有时间培养参与者独立进行文字上严格评价的能力。EBM 的目标是让参与者更为明智地使用研究成果。

## 参考文献

1. Guyatt GH, Rennie D. Users' guides to the medical literature (editorial). JAMA. 1993;270: 2096–7.
2. Haynes RB, Mukherjee J, Sackett DL, et al. Functional status changes following medical or surgical treatment for cerebral ischemia: results in the EC/IC Bypass Study. JAMA. 1987;257: 2043–6.
3. Duley L, Hnderson-Smart D. Magnesium sulphate versus diazepam for eclampsia (cochrane review). In: The cochrane library, Issue 2. Chichester: John Wiley & Sons, Ltd.; 2004.
4. Lau J, Antman EM, Jimenez-Silva J, Kupelnick B, Mosteller F, Chalmers TC. Cumulative meta-analysis of therapeutic trials for myocardial infarction. N Engl J Med. 1992;327(4): 248–54.
5. Anderson GL, Limacher M, Assaf AR, Bassford T, Beresford SA, Women's Health Initiative Steering Committee, et al. Effects of conjugated equine estrogen in postmenopausal women

with hysterectomy: the Women's Health Initiative randomised controlled trial. JAMA. 2004; 291(14):1701–12.

## 延展阅读

Guyatt G, Rennie D, Editors. User's guides to the medical literature: a manual for evidence-based clinical practice. Chicago: AMA Press; 2002. (www.ama-assn.org).

Guyatt GH, DiCenso A, Farewell V, Willan A, Griffith L. Randomized trials versus observational studies in adolescent pregnancy prevention. J Clin Epidemiol. 2000;53:167–74.

Haynes RB, Sackett RB, Gray JMA, Cook DC, Guyatt GH. Transferring evidence from research into practice, 1. The role of clinical care research evidence in clinical decisions. ACP J Club. 1996;125:A14–5.

Muir Gray FA, Haynes RB, Sackett DL, Cook DJ, Guyatt GH. Transferring evidence from research into practice, III. Developing evidence-based clinical policy. ACP J Club. 1997;126:A14.

Oxman AD, Sackett DL, Guyatt GH, for the Evidence-based Medicine Working Group. Users' guides to the medical literature, I: how to get started. JAMA. 1993;270:2093–5.

Richardson WS, Wilson MC, Nishikawa J, Hayward RSA. The well-built clinical question: a key to evidence-based decisions. ACP J Club. 1995;123:A-12.

# 第二章 制订有针对性的临床问题

将你的信息需求用精心编制的临床问题清晰地表达出来是非常重要的。这些问题是文献检索的起点,因此必须有一定的集中点,在查到太多"无关紧要"的文章和"未查到任何文章"之间寻求平衡。专家们经常会划分重点问题和一般问题。重点问题明确了患者的类型、考虑使用的干预措施,对照组比较和治疗结果。一般性问题通常开始于"什么"( What )、"哪里"( Where )、"怎样"( How )等。例如,什么是 SARS? 急性心梗的病理学改变是什么? 细菌是如何进入大脑的? 疟疾发生在哪里? 有些作者喜欢用"背景资料"这个词来指代一般性问题(因此用"特异性"来指代重点问题)。这些术语太过神秘,我不喜欢使用它们。

## 重点临床问题的组成

临床问题的组成部分通常用首字母缩写"PICO"来描述。

P:患者、人群或问题

I:干预

C:对照 / 比较

O:结局

让我们来详细讲解一下每个字母代表的含义。

• P："P"可以指患者的类型。你可以指年龄、性别、种族、疾病严重程度和那些与你考虑中的或感兴趣的患者类型相似的并发症。这些基本条件对于研究范围内的患者或者你有兴趣研究的患者应是相类似的。有时会有人有疑问, P 究竟指的是患者、人群还是问题? 我的回答是全包括。完整的描述应该是"有这些问题的患者人群"。问题指的是疾病状况。"人群"这个词放在这里主要是因为 EBM 是基于研究证据的。临床研究通常是针对患者样本的研究，但却总是试图据此推断样本中所代表的患者群体。例如，在这个提问中"甲氨蝶呤是否比氯喹更有效地使风湿性关节炎得到长期缓解？"，这里只有问题（病情或疾病）被提及。

- I：代表感兴趣的"干预"——通常是新的干预。它适用于治疗类研究。在诊断检查类的问题中，"I"代表诊断性试验（Index test），它意味着这是你感兴趣的试验。"I"所代表的术语常被引申扩展为"独立"（Independent）或"输入"（Input）变量。在对治疗效果的研究中，输入变量就是"干预"；在诊断检查的研究中，输入变量就是待评价检查；在对预后的研究中，它指的是预后变量；在有害性问题中，它代表的是接触到的潜在有害物质。因此，"独立"或"输入"变量包含着所有这些，有些专家由此将"I"扩展为"指标"。指标变量可以提示可能的预后或诊断，因此涵盖预后变量或诊断性试验。

- C：代表"参照"或"比较"或"对照"。我更倾向于"参照"一词，因为对有些读者来说，"比较"意味着两个干预措施和诊断试验的相互比较。而实际上按字面意思只是与新干预措施进行比较。

在诊断试验中，参照试验通常是"金标准"，它可以准确地标明（区分）"有病"或"无病"。

- O：代表"结局"。这里"结局"是指暴露条件或干预措施所产生的健康结果。在"干预"试验中，它表示与患者相关的结果，如治疗结果等。临床会表述为"死亡率和发病率"，但结果实际上还包括干预所引起的副作用。你应该全面考虑干预所带来的获益以及副作用。诊断试验的结果是对患者的疾病或病情的准确诊断。

# PICO 的几个变体

1.PECO：这里"E"代表着"暴露"。在有害性研究中，那些患者或人们所接触到的潜在有害物质都可以称之为"暴露"。在对预后的研究中，预后的那些因素也可以被当作"暴露"，尽管这可能是患者的人口统计学特征，比如年龄。像"使用手机是否会导致脑瘤"这样的问题,使用 PECO 中的"E"比用 PICO 中的"I"表达更为贴切。

2.PIO 或 PEO:有时候并没有适合的"对照组"。例如,如果所有人都是被暴露人群,那么就不存在可对照的非暴露组。也就只能在不同暴露程度的人群中进行对比。如果我们的问题是年龄是否是脑损伤预后的影响因素,我们将年龄较年长患者与较年轻患者进行比较,反之亦然,但所有患者都有一定的"年龄"。如果你不知道哪个年龄与哪个年龄进行比较,就不可能把 E 和 C 区分开。通常情况下,每5 年的年龄变化与可察觉的结果变化之间存在线性关系。

如果你对血压(BP)与血管事件相关性的问题感兴趣,你可能无法说明哪种血压与哪种血管事件相比较?而实际上,你可能认为(也确实如此)高血压或低血压都可能与血管疾病的发生有关。在这种情况下,使用"PEO"就比"PECO"更加适合。

3.PO:有时有些临床问题非常简单。例如,当一位被诊断患有肌萎缩侧索硬化症(ALS)的患者问你:"我能活多久?"你无法回答,并打算从文献中查找到相关证据。当没有治疗同类症状的报道时,这一问题可以表述如下:"肌萎缩侧索硬化症患者的生存期限是多长?"问题只有"肌萎缩侧索硬化症患者"和"结果"。这样 PO 就能够涵盖所有相关的问题。另一类仅"PO"适合的情况是我们对某一现象、感知或行为进行的研究。例如,"母亲是如何感知 ICU 的婴儿的?"对于这类感知性的问题,只有 P(ICU 中的孩子)和 O(母亲的感知)。

4.PICOT 或 PECOT:这里增加的"T"代表"时间"。PICOT 的支持者认为,产生研究结果所需的研究时间段也是需要明确规范的。最后,所有患者和我们所有人都会死去,因此,任何问题(干预、损害和预后)本质上都是指某段时间内的结果。然而,有时并不一定具有相关性。例如,前面提到的那个事例,对于肌萎缩侧索硬化症患者的生存期有多长,就没有必要规定时间段。这个问题试图了解此类患者的存活时间。然而,有些其他问题,如急性心肌梗死患者溶栓后的死亡率,可能就需要 30 天死亡率这样的指标来明确时间段。

5.PICOS:一些专家在 PICO 中添加了"S",这里的"S"代表"研究设计"。它促使临床医生制订一个最为恰当的设计方案来研究他们的问题。这确实有助于将检索结果限定为某一类出版类型。然而,对于有些问题,可以采用多种研究设计,所有类型的问题,都可以基于合适的研究设计对初步研究进行系统综述 /Meta 分析。因此,用一种类型的研究设计来限定检索是没有意义的。因此,我认为 PICOS 并不是一个非常有用的构建问题的模式。

记住 PICO / PECO 是非常有用的,特别是 PIO / PEO,它涵盖了我们在临床实践中常见的大多数问题,其中 I 和 E 分别代表着干预和暴露的干预组( A )与对照组( B )可能在"I"范围内以"A"对"B"表示。最后,用一个包含临床问题所组成部分的疑问句来完成这个任务。

# 临床问题类型

通常,临床医生提出以下 5 类问题:
- 治疗
- 诊断检查
- 预后
- 有害性
- 鉴别诊断

1. 治疗类问题:包括各种干预:内科、外科、会诊、认知行为或心理治疗等。

2. 诊断检查:包括以一个或多个联合方案( 包括临床检查、实验室检查、影像学检查等 )来鉴别在某情况下患有这种病或没患这种病的不同症状,针对明显健康人群的筛查可能包括在这一范围内,但是筛查所需的指征不同于在不同疾病间鉴别诊断时所需的指征。

3. 预后类问题:最基本的目标是具有某一症状的患者未来的状况,例如乳腺癌 I 期的患者。然而,更高层次的问题还会包括以下内容:

（1）什么是重要的预后因素? 年龄( 或其他特征 )是一个重要的预后因素吗?

（2）临床预测规则是否基于多个预后因素组合，是否可靠和有效？

（3）一项临床预期规则（如 X）是否较另一项（如 Y）更加准确？

在这本书中我仅探讨最简单的问题，即我的患者未来的状况。

4. 有害性问题：是指那些潜在的有害因素（包括治疗引起的）对患者产生的不利影响。

5. 鉴别诊断问题：旨在确定某个特定临床表现在不同疾病患者中出现的频率。

基本上所有的问题（除外最简单的预后问题）都包括患者（输入变量）和结果变量。各种问题的输入变量与结果变量请见下表 2.1。

表 2.1　各种问题的转入变量与结果变量

| 输入（自变量） | 结果（因变量） | 问题类型 |
| --- | --- | --- |
| 治疗干预 | 患者——重要结果 | 治疗 |
| 诊断检查（待评价检查） | 疾病诊断（与相类似疾病的鉴别诊断） | 诊断检查 |
| 预后变量（指标），表明疾病过程可能出现的情况 | 患者——重要结果 | 预后 |
| 潜在的有害因素 | 患者的副作用 | 损害 |
| 临床表现 | 各种疾病 | 预后差异 |

# 根据问题类型制订恰当的研究设计

牢记不同问题类型的研究目标非常有用。目标有两种：一是当你在某个时间点看到患者时，正确地给他们贴上标签（分类），二是看看患者在暴露后发生了什么（相应的）。首先通常需要一次接触，研究设计是横断面的。有时，要了解患者在关注的时间点有什么需要随访，但目的是了解特定时间点的情况。其次，我们需要知道患者是否在一个时间点有暴露，以及在第二个时间点的后果（结果）。因此，我们试图检验暴露与结果的关系。作为队列研究的特殊案例，一组患者通过类似抛硬币（随机分配）的过程接受暴露，称为随机对照试验（RCT）。因此，RCT是治疗和损害的最佳研究设计，但由于伦理和实际原因，研究人员不能将患者分配到有潜在有害物的实验组，因此，就损害研究而言，病例对照或队列等其他研究设计是次优方案（选项）。对于预后研究，需要从暴露到结果对患者进行随访，因此队列设计是最合适的。每个研究设计都可以找到系统的综述或Meta分析。因此，你应该先找到适合你问题类型的研究设计系统综述。

# 范例

## 治疗类研究

以第一章脑卒中患者为例，可以列出如下问题：

急性缺血性脑卒中患者在发病后几天内，静脉给予肝素（标准），对比有6个月口服阿司匹林既往史的患者，各会有什么影响（改善功能结果及出血情况）。

# 治疗类研究的模板

对于P（患有某种疾病的患者）对比E（新的或试验干预）与C（对照组）的效果（O，益处与不利影响）是什么？

## 诊断检查类研究

慢性阻塞性肺气肿患者，男性，50岁，长期卧床。突然出现呼吸困难和高血压。你怀疑是肺栓塞并且要求进行通气灌注（V/Q）扫描。然而，你并不了解且希望知道V/Q扫描在诊断肺栓塞方面的准确性。在查阅文献前你应该先确定以下几个问题。

（1）患者：患有慢性阻塞性肺气肿的中年男性，长期卧床，疑突发肺栓塞。

（2）检查内容：通气灌注扫描。

（3）对照组:金标准(肺血管造影)。

（4）结果:肺栓塞的诊断。

# 诊断检查类研究的模板

患者 P(患有慢性阻塞性肺气肿的中年人)怀疑发生肺栓塞(PE),如何判定 I(通气灌注扫描)在诊断 PE 中的准确性?

注:没必要将"C"指定为金标准,因为所有诊断试验均能与做出正确诊断的金标准进行比较;结果是诊断的准确性。你只需要指定 P 和 E。

## 预后类研究

在预后研究中最简单的问题模式是:某一疾病的患者,如前面提到的研究中( PICO 衍生版部分 )特定结果( 对健康产生不良影响 )的风险(O)概率有多大? 这是描述性层面的问题。在分析层面,它可以探讨那些潜在的预后变量与结果间的关系。这类问题可以采取以下模式:颅脑出血患者(P)出现心室扩大( E )是否增加了第一周的死亡风险(O)。

## 有害性类研究

当一位 55 岁的偏头痛患者接受随访时,拿着一张报纸对你说,有报道说使用手机可能会导致脑瘤。他非常担心因为他经常使用手机而有患上脑瘤的风险。你并不知道答案,但承诺他会为其搜索相关文献。那么,需要提出哪些临床问题呢?

P:经常使用手机的人。

E:使用手机。

O:脑瘤。

模板如下:

经常使用手机( E )对中年人( P )是否存在诱发脑瘤( O )的风险( 如果有,会是多少 )?

注：在此偏头痛没有任何参考意义，因为现有知识尚未表明它可能对使用手机导致的脑肿瘤发展有任何影响。

### 鉴别诊断类研究

一位 60 岁的老年男性近 5 年经常出现意识丧失。他多次找医生检查，但都未得到明确诊断。当他向你求医时，你答应会为其查找相关文献。你需要列出哪些临床问题呢？

模板如下：

老年男性（P）出现反复发作的意识丧失（E），有多少种疾病（O）可能会导致这种情况？

# 制订一个优质问题框架的用途

制订一套精心打造的问题的优势是：

（1）有助于把重点集中在最相关的文章上。

（2）提高搜索证据的效率。

（3）特别是针对治疗类研究，可以帮助你设定预期的结果。这一点非常重要，因为有些文章只是一些替代结果，没有临床需要（对患者重要）的结果。

# 第三章　发现当前的最佳证据

完成问题构想后,需要找到当前最佳证据来加以回答。为了有效地完成这一过程,可以:①询问同事;②检索证据。同事可能提供最新、最佳的证据,或一些便于进行检索的信息。但是我认为,无论如何都应当进行网络的检索,以免遗漏最新的文献。作为第三种信息来源,公司代表可以介绍较新的产品,并介绍其先进性或有效性。你可以索要原创文章的复印件作为佐证。

无论如何,网络检索总是明智之举 [1]。网络检索的信息资源列表如下。

## 信息资源

信息资源可分为 4 类 [2]。

1. 原始研究:初创或原创研究,例如可从 MEDLINE/PubMed 检索到的研究。有超过 2000 多万篇文章被收入该数据库,这些文章有待进一步的临床应用评价( 见图 1.1 )。

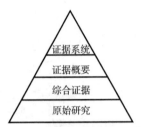

**图 1.1　信息资源可分为 4 类**

2. 系统综述或综合证据:例如,Cochrane 综述,可提供医疗卫生干预的系统评价。

3. 证据概要:一些预评价的文章以期刊文章形式出版,例如美国内科医师协会杂志俱乐部(*ACP Journal Club*)、《循证医学》(*Evidence-Based Medicine*)、《循证护理》(*Evidence-Based Nursing*)。可访问 www.ebmny.org/journal.html 网站获取各种学科预评价资源期刊列表进行参考。

4. 证据系统：系统通常整合多种类型的医疗保健信息，如临床证据、指南、原始研究、总结和证据摘要。例如，UpToDate 临床顾问(www.uptodate.com)、临床证据(www.clinicalevidence.com)、实证医学资料(https://dynamed.ebscohost.com)。

以下 3 种检索系统都是免费资源，便于理解、易于使用，列出了所有类型的证据资源。

(1)Sumsearch

(2)TRIP

(3)Google(包括谷歌学术搜索)

前两个资源系统可助你开始检索。

# PubMed 检索

PubMed 可能是应用最为广泛的免费检索系统。它定期更新，可能在你阅读本书时，又增添了新功能。了解以下几点可能略有帮助。

1. 简单检索(Simple searching)：在检索框内输入单词、词组、短语或句子。点击"检索"即可。单词和词组的选择应当基于问题，并采用 PICO 格式 [ 患者或疾病，干预 / 治疗( 比如药物或测试 )，比较( 另一种药物、安慰剂或测试 )，结果 ]。顺序可以任意安排，但通常先"干预"后"患者"得到的检索结果更为实用。

2. 相关文献和综述(Related articles and reviews)：右侧检索文献列表中，可找到一些引用的相关文献，下面还有两个选项——"综述"和"全部相关文献"。点击可扩展检索范围。点击显示按钮，检出的相关文章可按照出版日期排序。

3. 临床查询(Clinical queries)：PubMed 有这项检索特性( 位于主页下半部，或者在 Google 中搜索进入 PubMed，在 PubMed 主页的下面可以找到 PubMed 的检索窗口，直接点击进入"PubMed clinical queries"）。输入术语，点击检索即可。虽然上文已经提到了一种检索方法，但是"临床查询"界面后面可提供相关研究以及相关主题的系统评价，"扩展"或"加权"检索可获得如"治疗""诊断""预防"等类别的文献。

4. 限定（Limits）：这一选项可对 PubMed 检出数据根据出版物类型（如元分析）、研究对象的年龄和性别，出版时间（如近 5 年）、语言（如英语）等限制条件加权检索结果。以下两种方法可以进行限定。

（1）在 PubMed 直接检索，所有选择都展示在左侧版面中，可点击需要的限制条件来加权检索结果。

（2）检索栏下有相应按钮。

5. 医学主题词表（MeSH terms）：MeSH 是医学主题词 medical subject heading 的英文缩写，是美国医学索引（MEDLINE）的授控词表。使用医学主题词表（MeSH terms）可避免漏检某些文献。可点击医学主题词表（MeSH terms）添加检索词。

6. 检索历史和检索词组配（History and combining term）："检索历史"是位于检索栏下方的选项框，点击此选项框，可看到最近检索策略。列表内容已经编号。可通过在 # 后输入数字并选择布尔逻辑运算符（"AND"或"OR"）进行组配检索。

# 小结

本章学习了包括数据库、系统、搜索引擎、检索方法在内的多种可用数据检索选择。你可以选择一种系统，并在检索过程中继续尝试其他选择。检索实践将会帮助你熟悉这一过程。免费 PubMed 拥有众多选择，是搜寻待查问题的当前最佳证据的有力工具。

# 网络资源库

按价格由低至高将网络地址列举如下：

（1）免费：很多资源都是免费的。部分免费资源库见表3.1。

（2）低价：价格不超过每年100美金的资源库见表3.2。ACP Journal Club 和 Best Evidence 是进行预先筛查的资源库，筛选高质量与临床相关的文献。

（3）中等价格：价格在每年100~250美金的资源库见表3.3。在这些资源库中 Cochrane Library 会提供系统综述全文，对于寻找目前已有的关于某问题的讨论，这是一个很好的资源库。但这个资源库还是不够成熟，只纳入了很有限的主题（目前只有干预研究）。它包括了很多附属数据库和注册的临床试验。

（4）高价：这些资源费用高，最好咨询图书馆或者咨询机构，见表3.4。

### 表3.1　健康信息资源免费网站

| | |
|---|---|
| Free medical journals | www.freemedicaljournals.com |
| Sum search | http://sumsearch.uthscsa.edu |
| British Medical Journal | www.bmj.com |
| MEDLINE： | |
| 　PubMed | www.ncbi.nlm.nih.gov/PubMed |
| 　Grateful Med | www.medmatrix.org/info/medlinetable.asp |
| 　Other source | |
| Emedicine | www.emedicine.com |
| Medscape | www.medscape.com/Home/Topics/homepages. html |
| Medical Matrix | www.medmatrix.org/index.asp |
| ScHARR Netting the Evidence | www.shef.ac.uk/~scharr/ir/netting/ |
| Medical World Search | www.mwsearch.com |
| Journal listings | www.nthames-health.tpmde.ac.uk/connect/journals.htm |
| | www.pslgroup.com/dg/medjournals.htm |
| Clinical practice guidelines | www.guidelines.gov |
| | www.cma.ca/opgs |
| Cochrane library | www.cochrane.org（仅摘要免费） |
| TRIP database | www.tripdatabase.com |

#### 表 3.2　低价资源

| 资源 | 互联网地址 | 年度费用 |
| --- | --- | --- |
| ACP Journal Club | www.acponline.org/journals/acpjc/jcmenu.htm | $65 |
| Best Evidence | www.acponline.org/catalog/electronic/best_evidence.htm | $85 |
| Harrison's online | www.harrisonsonline.com | $89 |

#### 表 3.3　中等价格资源

| 资源 | 互联网地址 | 年度费用 |
| --- | --- | --- |
| Cochrane Library | www.update-software.com/cochrane/cochrane-frame.html | $225 |
| Clinical Evidence | www.evidence.org | $115 |
| MD Consult | www.mdconsult.com | $200 |
| Scientific American | www.samed.com | $245（$159 仅在线使用） |

#### 表 3.4　高价资源

| 资源 | 互联网地址 | 年度费用 |
| --- | --- | --- |
| Up-to-Date（实习生） | www.uptodate.com | $495 |
| Evidence-based | www.ovid.com/products/clinical/ebmr.cfm | $195 |
| Medicine Reviews（OVID） | | $1995 |

# 出版资源

最近，几种出版物（包括某些教科书）提供了最新的综合证据。这种出版物稳步增多。部分出版物列举如下：

- Clinical Evidence（BMJ Publication）：£100

For students：£45

- Ball CM，Phillips RS. Evidence based on Call：Acute Medicine. London：Churchill Livingstone. 2001.（ http://www.eboncall.co.uk ）
- Clinical Evidence . Available from the BMJ Publishing Group（ httg：// www.clinicalevidence.org/ ）as a semi-annual text or online.
- Dawes M. Evidence Based Practice：A Primer for Health Care Professionals.Edinburgh：Churchill Livingstone；1999. Can be purchased on-line at http：//www.harcourthealth.com/fcgi-bin/displavpaqe.pl? isbn=0443061262 for U.S.$29.95.
- Feldman W. Evidence Based Paediatrics. Hamilton，Canada：BC Decker；1999.
- Gerstein HC，Haynes RB（ editors ）. Evidence Based Diabetes Care. Hamilton，Ontario：B. C. Decker，2001（ includes book and database on CD ）.
- Moyer V. Evidence Based Paediatrics and Child Health. London，UK：BMJBooks；2000.

## 参考文献

1. McKibbon KA, Richardson WS, Walker DC. Finding answers to well built clinical questions. Evid Based Med. 1999;6:164–7.
2. Haynes RB, Wilczynski N, McKibbon KA, et al. Developing optimal search strategies for detecting clinically sound studies in MEDLINE. J Am Med Inform Assoc. 1994;1:447–58.

## 延展阅读

Greenhalgh T. How to read a paper: the Medline database. BMJ. 1997;315:180–3.
Guyatt G, Rennie D, editors. User's guides to the medical literature: a manual for evidence-based clinical practice. Chicago: AMA Press; 2002. (www.ama-assn.org).
Wilczynski NL, Walker CJ, McKibbon KA, Haynes RB. Assessment of methodologic search filters in MEDLINE. Proc Annu Symp Comput Appl Med Care. 1994;17:601–5.

# 第四章　治疗：基本概念

## 引言

　　卫生工作者目前的研究兴趣在于了解新的治疗方法的疗效有何差异。进而提出了这样一个问题：究竟是什么存在差异？答案是病例结果或预后。但是存在一个问题：很多因素会影响某一特定患者的结果。其中有些称为预后因素，如年龄、性别、疾病的性质、疾病严重程度以及并发疾病。其他因素起于偏差和偶然。如果我们能排除这些因素和其他治疗作为特定结果的可能原因，那么我们就可以确信，给予患者的新疗法已经导致了有益或不利的结果。可是因为完全消除预后影响因素是不可能的，所以难以确认是否某一给定治疗方法影响了结果。研究人员控制这些外生因素的方法层出不穷，其中之一就是设立对照组。

## 为什么需要对照组

　　目前最常用的方法是对某一组患者进行特定治疗并观察结果。但它存在以下问题：第一，疾病可能在某些或全部患者身上自我缓解，不能判断患者痊愈是源于治疗还是自愈。第二，霍桑效应（Hawthorne effect），即人们在受观察期间会有反应或行为上的改变。第三，安慰剂效应，即使治疗方法（安慰剂）无任何实际效用也可改善病情。如果对照组和实验组受到同等关注，并采用安慰剂，那么霍桑和安慰剂效应将在两组对比中加以排除。例如，20世纪80年代初采用单组患者的研究曾表明，促甲状腺素释放激素可适度改善运动神经元病，但随后的对照试验并没有发现明显改善。第四，均值回归趋势

（regression to the mean）。为了理解这一点,请你假设一组收缩压真实平均值为135mmHg(1mmHg=0.133kPa)的健康实验对象,来到门诊部门就诊。收缩压存在生理性浮动,特别会在患者接受医疗工作者检测时上升(白大衣高血压)。假定你想要检测一种新型降压药物的作用,但是你不知道这一点,于是从门诊部里挑选了一些收缩压超过140mmHg的白大衣高血压患者,令所有患者服药,并在1小时后再次测定收缩压。在治疗前,平均收缩压为142mmHg(1mmHg=0.133kPa),但在1小时后降为137mmHg,结果十分显著。这表明这种新药就是有效果的吗？答案无从得知。收缩压可能是在一段时间内无须治疗就下降了,因为你选择了那些收缩压上升的白大衣高血压患者。已知这种收缩压上升是正常的,而且随后就会降低到平均值。这种现象称为"均值回归趋势",自发产生。所以我们无从得知是新药物的作用还是"均值回归趋势"现象,让收缩压降低。仅仅源于"均值回归趋势"现象,选出的任何高值患者可能在后续测量中得出低值。

## 随机法

随机法是一种将已纳入某项研究内的患者或健康人分别分配到某一组的方法。通常情况下,研究分为两组:一组称为实验组或治疗组,另一组称为对照组。随机又称为随机分配,与随机选择不同。随机选择是调查者采用某种过程招募研究样本的方法,而随机分配是用于从研究对象中选择代表样本,通常应用于调查。

随机化过程就像通过抛硬币来分配患者进入不同组别。假定现在某项研究包含两组。甲先生是一名提交了同意书的合格患者,要将其放入任意一组内。首先确定患者分配规则,抛硬币决定——如果图案朝上就让他去实验组,反之则去对照组。据此,你为甲先生抛硬币——数字朝上,甲先生去了对照组。同理,任何时候患者分配都会采用相同步骤和规则,最后得到完全由抛硬币决定的两组。那么,如果有200名实验对象,约100名在实验组内,约100名在对照组内。这样就得到了随机的两组。

为什么要采用随机法？为了使两组预后类似。在 200 名实验对象中，如 50 名为女性，大约各有半数分列两组；如有 80 名糖尿病患者，大约各有半数分列两组。如此分配，每位患者都有平等的机会（50 vs 50）进入其中一组。只要有足够数量（比如上百）患者，随机法就可大概均分所有能测量或不能测量、可见或不可见、已知或未知的所有特性进入两组。多少才是足够数量呢？确切数量决定于想要平衡因素的数量。当然，随机分配概率大约是 50%，并不确切。实际上，如果运气太差而数量很小，可能有 1/3 在一组内，2/3 在另外一组。因此，需要核对研究中随机法是否运作良好。

随机法有两种优点。其一，选择患者时没有有意识的或潜意识的偏好。如果你令患者交替进组——保守组和手术组——可能仅将低风险患者安排进手术组，而将高风险患者安排进保守组。因为决定合格性并取得患者同意书时，你是知道下一个患者会去哪个组的（第四章下文将会详细讨论这一问题）。其二，随机化符合了两组所有统计测试前提，便于进行统计比较。

# 治疗意向分析

在印度，我院内患有重症自发幕上颅内出血（SSIH）的患者全部在神经内科住院保守治疗，施以换气过度治疗，使用甘露醇（一种利尿药），控制高血压等。我院的诊疗规范是对这些患者采取保守治疗。我院神经科主任是一名神经外科医生，到英国、美国的一些神经中心交流后，回来召集神经内科医生开会。讨论内容如下：

神经外科医生（NS）："我发现，在我所参观的中心的诊疗中，都是让所有患有 SSIH 的重症患者尤其是处在紧急状态下的患者，在神经外科住院。或是直接从急诊科转入神经外科。很多患者做了手术。我认为，这种方法疗效更好。"

神经内科医生（N）："我认为外科治疗 SSIH 无效。我曾参考随机对照试验寻找证据，但所能找到的并未表明患者在神经外科就诊更有效。"

神经外科医生(NS):"好吧,我明白了。你想要保留目前的诊疗规范,让患者都在神经内科入院治疗,可能其中某些患者随后需要手术。我想让意识混乱的患者都在神经外科接受治疗以便早期手术。让我们在随机对照试验中比较这两种诊疗方案,尤其是针对那些意识混乱的患者,一组为保守治疗,如需要则进行晚期手术;一组为早期手术治疗。"

神经内科医生(N):"得出结论后你要怎么做?"

神经外科医生(NS):"如果早期手术治疗与死亡率降低正相关,那就采用这项诊疗方案——让患者从急诊直接转入神经外科。否则就保留目前的方案。我有预感,早期手术治疗将会降低院内患者的死亡率,并能在全国甚至世界范围内,对这类病症治疗产生深远影响。"

共有 200 名患者参与了随机对照试验。100 名意识混乱的 SSIH 患者被随机分到神经内科,另外 100 名直接从急诊转入神经外科。结果是,手术组 10 名患者术前死亡,10 名患者术后死亡。保守组共有 20 名患者死亡。

如何分析这一数据呢?——主要问题在于如何分析神经外科的术前死亡? 如果忽视这些死亡人数,那么手术组死亡 10%,而保守组死亡 20%,手术治疗似乎更佳。如果将其纳入保守组,保守组死亡数量为 30/110,而手术组死亡数量为 10/90,手术治疗效果显得更好了。如果将术前死亡算入手术组,保守组和治疗组的数据相同——都是 20% 死亡率。

这一问题答案与结论相关。如果结论为手术更佳,那么所有患者都会从急诊直接转入神经外科(新方案)。如果研究即正常情况,10%(或更多)患者很可能术前死亡,而 10% 患者会术后死亡,那么死亡率就是 20%。甚至保留目前方案,死亡率仍不变。因此,院方结果不变,但是会导致至少 90% 患者手术治疗,开销很大。即结论呈假阳性,支持手术治疗。如果要了解从保守改为手术治疗会产生什么结果,那么随机化分组后所得结果就要计入所在组中。术前死亡为实际可能发生情况,必须算在手术组中。所以保守组和手术组死亡率相同,均为 20%。

随机化实验中不考虑患者是否接受干预治疗,将某组结果全部计入本组内的分析,称为"基于治疗意向原则的分析"。

## 这表明了什么?

这体现了两项方案相比的结果,某项方案实际实行情况,即干预治疗的作用和影响,通常不同于一项干预治疗能起到的作用。

## 其他例证

一种降低胆固醇的新药研发成功。一项研究为测定其安全性和有效性,随机抽取 1103 名患者进入治疗组,2789 名患者进入安慰剂组[1]。治疗组中,746 名患者遵从了治疗方案,其中 112 名(15%)患者死亡,而安慰剂组 585 名(20.9%)患者死亡,统计结果存在显著性差异(P=0.000 3)。如此分析可能会得出结论,治疗可降低死亡率。然而这项分析有失偏颇。安慰剂组患者全都计入在内,而治疗组患者只计入采用了治疗方案的人数。安慰剂组中也存在遵从和未遵从治疗方案的差别。安慰剂组中遵从了治疗方案的也只有 15.1% 的死亡率,与治疗组内遵从了治疗方案的并无实际差别。只比较遵从治疗方案的两组患者,就不存在差异。若比较两组全部患者(治疗组死亡率 20%,安慰组死亡率 20.9%),并无实际差异(P=0.55)。后一分析称之为"治疗意向分析。"

问题在于,上述哪一分析可能没有偏倚? 你必须明白,开始选择随机设计是因为随机化趋向于平衡两组预后因素。不要放弃这一优点,唯一能完全利用它的分析就是治疗意向分析,即不论患者是否真的接受了预定的治疗,将所有患者(和其结果)归入其随机分组。

## 为什么采用治疗意向分析?

如果只分析遵从治疗方案的患者,很可能会得到有失偏颇的结果。为什么? 因为预后中遵从治疗方案的患者可能并非平均分布于两组。

　　预后不平衡将会导致疗效和偏倚的混淆。即使已知预后因素保持平衡，也不能保证未知预后因素平衡。所以只有基于治疗意向原则的分析才能够利用随机化优点。否则就可能失去随机化以及随机设计的优势。有些专家指出，你要将随机研究变为群组研究。

## 治疗意向原则（真治疗意向分析）对治疗意向分析（类治疗意向分析）

　　Guyatt 和其小组区分了"治疗意向原则"和普遍使用的术语"治疗意向分析"[2]。"治疗意向原则"要求随机患者必须全部包括在相应组内进行分析。而普遍使用的术语"治疗意向分析"可能违背这一原则，随机化之后在分析中排除某些患者。通常排除原因有 3 种。

　　其一，误认合格性。假设对急性细菌性脑膜炎进行类固醇试验，粗心之下将某些病毒性（无菌性）脑膜炎病例也包括在内。排除后者可能不会大幅降低试验有效性，除非类固醇对病毒性病例有反作用。无菌性脑膜炎的结果总体不错，并因此排除组的预后很可能被平衡。预后平衡不受影响，就不会大幅降低有效性。

　　其二，不遵从治疗方案。患者不遵从治疗方案通常是由于以下原因。

　　（1）反作用：更常见于实验治疗组，而非安慰剂组。

　　（2）可察觉的疗效缺乏：疗效不显著，病情恶化。

　　（3）患者疏忽行为：这一预后因素趋向于平均分布于两组。

　　显然，由（1）和（2）导致的不遵从治疗方案会影响新型治疗方法的风险效益程度，应当予以排除。实际上，这些不遵从行为可能本身就是一项值得分析的重要结果。排除不遵从治疗方案的患者可能会得出新型治疗效果过度良好的结论。

　　其三，没有随访。这一项将会在下一章的恰当随访中讨论。

　　如上所述，不遵从治疗方案的患者显然需要纳入分析，并且应当（理想状态下）保持随访。在最终分析中，所有患者都要纳入各自的组内。

## 治疗意向分析的局限

你可能注意到了治疗意向分析存在概念问题。治疗成效（正反疗效）只会被治疗者了解。如果 50% 的患者遵从了治疗方案，全部患者都计入分析，那么一定会稀释疗效结果，不论好坏。这会导致低估疗效（有时比较两项有效果的治疗可能会导致对疗效的高估）。是的，就是这样。治疗意向分析普遍导致疗效低估。

有没有办法解决？有些专家认为，只分析遵从治疗方案的患者（完成治疗分析）可以解决这一问题。这是错误的看法。两组内遵从治疗方案的人数可能并不相同。对照组病情中等的患者可能会离开研究，去寻找其他治疗方案，而治疗组病情中等的患者可能会受益，并留下来遵从治疗方案，而一些收到了反效果的人可能会离开。因此，病情中等的患者留下来遵从治疗方案的预后在两组内并非相同。所以完成治疗分析会得出有失偏颇的结论。专家还在思考解决方法，来得出 100% 遵从治疗方案下的预估疗效。

注：大多药物监管机构（比如美国的 FDA）一直采用治疗意向分析来判定新药疗效。原因很明显，那就是治疗意向分析可以避免有偏见的结果。这也是为什么编辑们坚持要求出版文章要采用治疗意向分析。

# 有关 $P$ 值概念

$P$ 值可用于回答：观察结果是真实的，还是偶然的？

临床医师可能认为，不可能确定观察结果是真实还是偶然。这一想法有几分道理，但是自 20 世纪 20 年代，统计学专家已经计算出了一系列（上百个）计算公式，适用于各种观察结果。应用公式前要首先假定治疗没有疗效（或者两组之间没有差别），即无效假设（null hypothesis）。这一方法可能会令人想起刑事司法制度中广为应用的假定——无罪假设。

下一步就是核定在上文的无效假设，得出研究实际观察结果的可能性是多少。计算步骤很繁复，但不用担心。如果可能性很小，通常认为 5%（0.05）可视为可能性很小，那么就应推翻无效假设，并认为治疗方案是有实际疗效的，或存在差异。5% 就是所谓的 $P$ 值（$P$ 代表可能性）。$P$ 值为 0.05 表明观察结果不太可能是源于偶然，可能是真实的。

$P$ 值指在两组结果相同前提下（在无效假设下），所观察到的差异是自然发生的可能性。

大多生物医学和流行病学工作中，某项研究结果的可能性值（$P$ 值）小于 5%（$P<0.05$）足可认为不可能是偶然发生，而是证明了存在"统计学显著性差异"。

这里提出了 3 个问题：①为什么必须首先进行无效假设？②为什么 0.05（或 5%）是分界值？③如何计算 $P$ 值？

## 为什么必须首先进行无效假设？（知识点 1）

详细讨论这些问题超出了本书的讨论范围，所以只做简单阐述。首先，不是必须进行无效假设，也可以假定疗效差别为 5%、10%、20%，或者其他类似数值。但是根据你的假设变化，计算方法也要变化，比如，假定疗效差别为 5%，那么得到研究真实结果的可能性是多少呢？

这就导致了另外 3 个问题：

（1）无法确定应当首先假设的数值——可能是 5%，但为什么不是 10%、15% 等呢？这意味着，可能要改变假设并多次计算。

（2）无效假设前提下，计算最简洁，而在其他假设前提下，计算更复杂。

（3）计算机已经设定成仅在无效假设前提下进行计算，而且已经为世界接受。按照自己的方法计算会大费周章。

这样看来，无论疗效是不是高于或低于零，坚持无效假设是更好的解决之道。

医生经常采用这一方法和论证。假设疟疾流行地带有一个发烧患者，嗓子痛，身体疼痛，可触诊到脾肿大。可能诊断为病毒性发烧

（不是疟疾——无效假设），或是疟疾。但是外周血涂片检验疟疾结果为阳性，于是你推翻了无效假设，开始进行疟疾治疗，即使存在很小的可能性，检验结果只是表明了这个居住在流行地带的患者感染了疟原虫，而且这个患者可能真的只是病毒性发烧。你认为发烧、脾肿大和阳性涂片可能是偶然之下共同出现的概率太小，于是推翻了无效假设。如上文，统计检验也是同理。

## 为什么 0.05（或 5%）是分界值？（知识点 2）

这是随机决定的，但也存在合理性。让我们假设一个实验，帮你理解。

5 个好朋友 A、B、C、D、E 聚到一起，决定今晚谁能够得到免费晚餐。所有人都拿到了一个相似的硬币进行投掷，投到背面时就停止，在此之前投到最多正面的人就能得到免费晚餐。要把戏的人不算。A 第一次是正面，第二次是背面。B 是正 - 正 - 正 - 反。C 是正 - 正 - 反。D 是正 - 正 - 正 - 正 - 反。你会信任 D，还是觉得他耍了把戏呢？可能很多人都觉得他出千了，但有些人会认为这是纯粹的好运气。那么 E 表现如何？他是正 - 正 - 正 - 正 - 正 - 反。有多少人能够接受这是好运气，又有多少人会因认为他出千而把他排除在外？就算不是全部人，大部分人也会将他踢出局。但事实上根据可能性原则，肯定有可能偶然发生，尽管这一可能微乎其微——$1/2 \times 1/2 \times 1/2 \times 1/2 \times 1/2 = 0.03$（3%）。当某事偶然发生的可能性低于 3% 时，大多数人会将其剔除。同理，早期统计学家决定，如果某事发生的可能性 <5%，那么就推翻假设，并认为结果存在统计学显著性差异。

## 如何计算 P 值？（知识点 3）

P 值计算包括一个方法和两个步骤。方法称为"假设试验"或者"显著性试验"。通常试验的假设称之为"无效假设"，例如，医生和普通人群之间没有智商差异。

这一方法类似于很多刑事法庭对被告进行庭审期间采用的前提

假设——"证前无罪"。假设后检查证据,得出"有罪"或"无罪"的判定。同理,首先进行不存在差异的无效假设,然后检验证据,最后要么"推翻无效假设",要么"不推翻无效假设"。推翻即"存在统计学显著性差异"。不推翻可能并非表明"不存在差异",有时可能表明这项研究没有良好地进行,或者是样本数量不足。就像是在刑事案件中,"无罪"可能是因为调查和证据不够充分。

检验证据实际上等于得出信噪比。如果这一比率较高(意味着信号比噪声要多),那么就推翻无效假设(即没有信号)。什么时候是信号大到能推翻无效假设? 为了得到答案需要比较得出的比率和已知无效假设比率。如果无效假设前提下得到这一比率的可能性小于5%,那么就可推翻无效假设。

两个步骤包括:①从样本数据中计算数量(称为统计数据),得出研究发现的(观察结果)和无效假设预期结果之间的区别程度。这就是信号。人口的多样性程度(如标准差)就是噪声。这个比率就是信噪比。②在无效假设为真的情况下,从(统计数据)已知比率计算,得出可观察到的最(或更)准确的统计值(信噪比)的可能性。这就是 $P$ 值。

例如,请假设女人比男人智商高。如何应用统计学手段证明或反驳这一假设呢? 首先假定没有区别(无效假设)。然后,找出男女样本代表,测量其智商。男女智商不尽相同,有智商差异。这种差异就像是噪声。如果没有差异,也就不需要任何统计数据了,那么实际上可以只计入一男一女,测量他们的智商,看看是否有区别。但是因为存在这一差异,所以需要测定大量男性和女性——找到男女各自的平均智商。平均值中出现的差别就是信号。噪声是个人的智商差异值。

计算信噪比。假设如果没有男女差别,看到这一比率大(或更多)的可能性。如果这一可能性很小(通常 <5%),那么我们可以推翻不存在差异的无效假设,并证实另一方面,即女性智商与男性智商不同。想要确定是更高还是更低,必须要看平均数再确定。信噪比在不同种类资料下有不同的名字。对于分类数据来说,可能称为卡

方检验( chi-square ),对数值数据来说可能是 t 检验或 F 检验。卡方检验、t 检验、F 检验等相继投入使用( 本书将不详细阐述 )。

# 可信区间

最近电视上经常播放多种民意调查的结果,称 60% 的人赞成 A 做总统或总理。投票后民调表明,某些党将会获得国会 60% 的席位等。如果仔细观察,这些结果总是会用小字注明:误差 ±3% 或 ±5%,或者是别的数。误差是什么意思? 误差是说 60% 的结果是基于包括特定数目的人( 称为"样本" )在内的一项调查,不能作为真实情况。误差为 ±3% 表明,真正的支持率可能低到 57%( 60-3 )或者高到 63%( 60+3 ),也可能是 59% 或 61% 等任何在 57% 和 63% 之间的数值。另外一个问题就是这些结果的可信度。我估测,他们的可信度为 95%,或者说他们有 95% 的把握说 A 先生的真正支持率为 57%~63%。这就是 95% 可信区间( CI )。可信就是确信和有把握,区间就是范围。所以说可信区间就是有某种程度的把握确定的实际值( 真实值 )所在的范围( 知识点 1 )。

实际值的端值( 如 57% 和 63% )称为可信区间的限度。而可信区间宽度是指全部范围( 本例中是 57%~63% )。为什么需要可信区间这一概念? 因为民调者和研究人员不能研究全部人口( 投票人或患者 ),而只能研究人口样本,并从中得到估测的总人口中的研究结果真实值。从样本得出的这一数值可能略大略小,不能作为总人口的真实值。可称之为"误差幅度",需要体现在研究( 或民调 )结果中。

让我们从一个( 尽管不是十分合适的 )简单例子学习一下。新婚丈夫知道妻子怀孕了很高兴,于是问医生( GP ):"预产期( EDD )是什么时候?"

医生( GP ):"末次月经是 2004 年 3 月 1 日,据此预产期是 2004 年 12 月 8 日。"

丈夫:"好的。我在另外一座城市工作, 12 月放假。这是我们第一个孩子,我要在妻子生产的时候陪在她身边。我 12 月 7 日再过来,可以吗?"

医生(GP):"不可以,生产可能要早于或晚于 8 日。"

丈夫:"早 1 个星期过来可以吗?"

医生(GP):"在预产期前后一个星期生产的可能性是 60%~70%。"

丈夫:"不能更加确定吗?"

医生(GP):"在预产期前后两个星期生产的可能性是 95%。"

丈夫:"要是我在预产期前后 3 个星期都在这里,能不能百分之百确定能够赶上生产?"

医生(GP):"不能,只能保证 99% 的可能性。毕竟可能早产,也可能晚于预产期,如果你想要百分之百确定能够陪在她身边,只能离职,然后一直陪着她。"

这一例子表明,如果想要增加可信度就要增加丈夫出现的时间范围。因此,99% 可信区间将要比 95% 可信区间宽,反过来 95% 也要比 90% 宽。所以,区间宽度直接与特定可信度成比例(知识点 2)。需要的可信度越高,区间就越宽,可信度越低,区间越窄。

那么就提出了问题:该采用什么可信度呢?研究人员最常采用 95% 可信区间。为了实际应用,你可以选择 95% 可信区间。以下关于可信区间的所有讨论都是指 95% 可信区间。

你可能会问:怎样计算误差幅度?有上百个公式,根据数据种类和所述的参数选择计算方式。下面展示了一个计算和阐释的例子,帮你理解。

假设你想要知道是否更多人支持 A 担任下一任美国总统。从投票人口中选择了一个 24 人的随机样本,然后问他们:你支持 A 先生做下一任美国总统吗?(称之为研究 1)。假设你发现 60% 支持 A 先生做下一任美国总统。这个 60% 通常称为赞成率。这是否表明大部分人支持 A 呢?60% 看起来是这个意思,但是你觉得不太对,因为你只询问了 24 个人,得到了这个结果。可信区间计算会更加清楚地解释这一问题。为计算在研究中所得的比率(设为 $p$)的 95% 可信区间,其公式为 $p \pm 1.96 \sqrt{[p(1-p)]/}$ 样本量。在这一公式中,$p=60\%=0.6$(小数)。因此,95% 可信区间是 $0.6 \pm 1.96 \sqrt{[0.6(1-0.6)]/24} =0.6 \pm 1.96 \times 0.1=0.6 \pm 0.196$,约等于($0.6 \pm 0.2$),即($0.6-0.2$)~($0.6+0.2$),亦即 $0.4$(40%)~$0.8$(80%)。这是什么意思?从研究来看,有 95% 的把握认为 A 先生真正支持率为 40%~80%。如果是 40% 或 45%,那么大部分人不支持他;如果是 65% 或 80%,那么大部分人支持 A 先生。这一信任区间的宽度(范围)太宽了,并不精确。应采用更大样本量的样本进行研究。如果做一项 400 人的研究(称之为研究 2),支持 A 先生的比率亦为 60%,95% 可信区间就在 55%~65% 之间,已经精确到可以有 95% 的把握认为 A 先生受到大部分人支持(65% 是大部分人,即使是 55% 也是大部分人)。本例包含了以下两条信息:

（1)可信区间需要利用研究数据计算,受样本量影响。样本量越大,可信区间宽度越窄。反之,可信区间越宽(知识点 3)。

（2)可信区间越窄,答案越精确。反之答案(结果)越不精确(知识点 4)。然而,如果不论宽度多少,可在可信区间不同限度下得出相同结论,那么就已经足够精确了。(在本例中,研究 2 得出结论 55% 和 65% 是一样的,也就是说 A 先生拥有大部分人的支持,他很可能赢得总统选举。)如果可信区间内两限度得出结论不同,那么可信区间就不够精确。(在上述研究 1 例子当中,如果真实值为 40% 会得出 A 先生没有得到大部分人支持,而 80% 会得出截然相反的结论,所以这一研究可信区间不够精确。)

## 可信区间如何图示呢?（知识点 5)

图示可信区间需要运用一条两端有顶点的线段。这两点对应于研究的基础结论(如两项研究中的 60% 赞成率),这一结论由图上一点表示,并且线段长度对应了可信区间。上述例子中的两项研究结果图示如下(图 4.1):

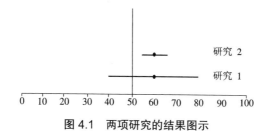

图 4.1　两项研究的结果图示

　　研究的基础结论(也称"观察发现")可能是最接近真实的"最佳猜测"。"猜测"换个高深的词语来说就是"估计",所以表示研究中"最佳估计"的点也称为"点估计值"。那么,什么是点估计值呢? 实际上是研究中发现(观察)的结果,在图中以点来表示。

　　如你所见,判断是否有大多数人支持的参考数值是 50%,所以在50% 处画一条竖线作为参考。目的不同(如下所述),比例不同,参考线处在不同点位。

　　这种可信区间图示最常用在汇报治疗方案试验或 Meta 分析中。在这种情况下,参考线表示没有影响,或称之为"无效值线",简称为"无效线"。没有疗效,两种疗法的区别就是"无",即风险差为零。例如,设实验组的死亡风险为 20%,对照组也是 20%,即实验疗法没有影响,所以差异(20%-20%)=0。但是在这一情况下,风险比(相对风险)是 20%/20%=1。同理,比值比也是 1。要仔细查看线下的范围和所用数值——如果是风险差异,那么线下数值为"0",如果是风险比,线下为"1"。两种都与"无影响"一致。此时,传统意义上的风险差异,左侧范围为负数,如 -5%、-10% 等,右侧为正数,如+5% 和 +10%。在风险比中,左侧范围比 0 大,右侧比 1 大,如 5、10、15。

　　以每组 200 名实验对象的试验为例:实验组死亡 40 名(20%),对照组死亡 100 名(50%)。50% 等于 0.5(小数)而 20% 等于 0.2。这一差别为(0.2-0.5)=-0.3。风险比为 0.2/0.5=0.4。计算结果大概可得出如下结论:

　　风险差异(RD)=-0.3(95% CI-0.4~-0.2)(图 4.2)

风险比（RR）=0.4（95% CI 0.3~0.55）

比值比（OR）=0.25（95% CI 0.15~0.4）（图 4.3）

图 4.2 表示出风险差异。点估计值为 0.3（30%）。本研究中观察到的治疗效果表明，实验组死亡率下降 30%。95% 可信区间覆盖了其他与研究数据共存的影响（参数）。因此，有 3 种方式解释可信区间：

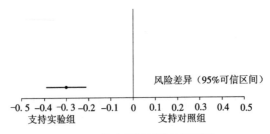

**图 4.2　临床假设试验结果图示**

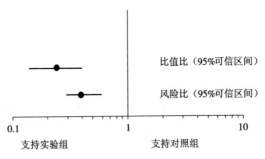

**图 4.3　临床假设试验结果图示**

（1）可信区间展示与研究数据共存的其他影响（参数）。

（2）考虑到研究样本，可信区间的限度可给出最保守和大胆的影响估计。

（3）研究结果有多少效力？结果足够精确吗？研究效力能排除哪些影响？

例如，在上述例子中，风险差异为 -0.3（95% 可信区间 -0.4~-0.2），这意味着这一治疗最可能将死亡率降低 30%（从 50% 降到 20%），但是在 95% 可信度下，最保守估计为可能降低 20%，最好估计是可能降低 40%，可是所有 20%~40% 之间的数据都存在于研究数据当中。这项研究有足够效力说明治疗的真实疗效更可能在 20%~40%。在 95% 可信度下，降低率 >40% 或 <20% 的情况皆可排除。

## 下一个问题:如何理解治疗研究的可信区间

治疗研究通常对两种疗法进行比对:一种称之为实验疗法（通常是一种新疗法），另一种称之为对照疗法（通常为安慰剂）。

首先，确认点估计值是否非常靠近或位于空值线上。如果确实靠近，那就看看是否可信区间足够窄，从而认为两种疗法没有区别。如果可信区间比较宽，那应得出研究结果不能排除存在显著性差异的结论。

如果点估计值离空值较远，可采用两条规则解释:第一条弱势规则简单易用，第二条规则强势但并不易用。

第一条弱势规则需要判断可信区间是否跨过了空值线。如果没有，那么研究结果表明一种疗法要比另一种疗法好。通常，如果可信区间完全位于空值线左侧，结果确实表明实验疗法更好;如果完全位于右侧，那么确实表明是对照疗法更好。（如果对照疗法为安慰剂，那就表明实验疗法还不如安慰剂，是有害的，而没有帮助。）

如果可信区间跨过了空值线，那么结果只能描述为趋势，并非不容置疑。如果点估计值位于空值线左侧，则认为结果表现出实验疗法有更好的趋势，并非不容置疑。同样的，点估计值位于右侧，表明结果呈现出对照疗法更好的趋势，但并非不容置疑。（有时，研究的两种疗法都是有效疗法;因此需要改变用词。）

第二条强势规则基于，如果真实效果位于可信区间两端，那么你要问自己两个问题:一，如果真实疗效位于可信区间下限，你会推荐实验疗法吗? 二，如果真实疗效位于可信区间上限，你会推荐这一种实验疗法吗? 如果两个问题答案相同，那么结果不容置疑。如果答案不同（一端推荐疗法，另一端不推荐）那么结果就并非不容置疑。

可以说某种疗法具有更好的趋势(如第一种方法所述)。

例如,让我们假定一项治疗颈动脉狭窄预防脑卒中的研究要比较手术(假定为动脉内膜切除术)和药物疗法(假定为血小板抑制剂)。假定手术疗法导致了 2% 的额外并发症(假定为围术期脑卒中)发生率。如果结果表明围术期后手术降低了脑卒中率 [4% 风险差异( 95% 可信区间, -7%~-1%)] 你会确定认为研究结论是支持手术疗法吗? 根据弱势规则,答案是的,因为 95% 可信区间没有跨过空值线。但应用强势规则,如果手术的真实疗效是 -7 %,降低了 7% 的脑卒中风险,比手术增加了 +2% 的额外脑卒中风险好得多,我们会推荐手术疗法。然而,如果真实疗效为 -1%,收益比 +2 % 的风险要少,我们就不会推荐手术疗法。因此,可信区间上下限的推荐疗法是不同的,所以你可以得出结论,这项研究不是结论性的,或者说估计并不准确,需要进一步研究来确定是否收益大于风险。

为什么我称之为强势规则呢? 因为这一规则总是有效,并且取决于临床收益与风险对比,而弱势规则仅仅来自统计学计算。然而,强势规则要求你进行深入思考,判定是否收益值得承担风险(或代价)。有时,很难做出判断。

## $P$ 值与可信区间之间的关系

$P$ 值的局限之处和可信区间的优点是什么?

考虑两个假设的药物试验,对照组为安慰剂:实验 A 各组内有 10 名患者,实验 B 各组内有 5000 名患者。在每个试验内,每组均死掉 5 名患者。这意味着什么? 你会说两个试验得出了同样的药物无效结论吗? 有些人可能觉得是这样的。但是其他人会看到,试验 A 不如 B 那样强有力地说明这一点。如果试验 A 样本规模增加到每组 200 名患者,最后记录数据可能是药物组 40 名死亡,而安慰剂组 60 名患者死亡——存在统计学显著性差异( $P = 0.03$ )并且也具有临床重要性( $NNT = 10$ )。另一方面,在试验 B 中,即使你把每组增加 200 名患者,患者死亡数量在药物和安慰剂组分别增加到 40 名和 60 名,还是不存在统计学显著性差异( $P = 0.06$ ),并且没有临床重要性。换句话说,试验 B 是药物"不存在有利证据"案例,而试验 A 是"有效证据不存在"案例。在两案例中,P 值将会接近 1.0。这意味着 P 值不能区分"有效证据不存在"和"不存在有利证据"。而可信区间(CI)可以区分这一点。试验 A 中 95% 可信区间的范围是 −0.48~+0.48,表明这项研究是非结论性的,而且此数据与 −48% 死亡率降低(有利)或 +48% 死亡率增加(有害)一致。试验 B 中 95% 可信区间范围是 −0.12%~ 0.12%(数字都很小),表明这项疗法是无效的,既不有利也不有害。这表明了 P 值的局限之一。

## 知识点 1:

P 值可能不能区别"有效证据不存在"和"不存在有利证据",但是可信区间可以(图 4.4)。

第二个局限之处可以借助以下的例子理解。假设两个安慰剂对照采用两组的假设试验:试验 A 每组有 200 名患者,试验 B 每组有 2000 名患者。试验 A 中,药物组 40 名(20%)患者死亡,安慰剂组 60 名(30%)死亡,风险差异为 −10%(P=0.03)。试验 B 中,药物组 38 名(1.9%)患者死亡,安慰剂组 60 名患者(3%)死亡,风险差异为 −1.1%(P 值仍为 0.03)。你可以看到两个结果并不相同,而 P 值是相同的。这表明了 P 值的第二个局限之处。

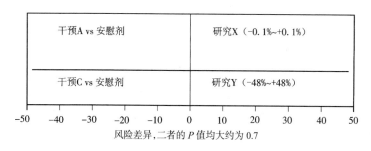

图 4.4    图表给出两个假设实验的可信区间

知识点 2：

样本规模大的研究中的小效应可能与样本规模小的研究中的大效应具有同样的 P 值。P 值可能不能区分两种情况（图 4.5）。

让我们看看以上数据计算得出的可信区间。试验 A，95% 可信区间 =-10%±9%，即从 -1%~-19%。试验 B 的 95% 可信区间为从 -0.1%~-2%，表明效应最多大约为 2%（小效应），而根据 A 最佳结果，可能是 -19%，这是大效应。95% 可信区间表明药物 A 有中度效应，也可能有大效应，而药物 B 只有小效应。P 值不能区分这两种情况。

还有其他一些情况 P 值不能体现显著性，但可信区间可表明总结性结果；还有其他一些情况 P 值能体现显著性，而可信区间则表明需要更多研究。这超出了本章讨论范围，不做深入讨论。

与可信区间相关的最后一点是其与 P 值的关系。两者是一枚硬币的两面，紧密相关。无论何时 95% 可信区间跨空值线，P 值都大于 0.05。无论何时 95% 可信区间位于空值线一侧，P 值都小于 0.05。无论何时 95% 可信区间碰到空值线，P = 0.05。P 值越小于 0.05，可信区间距离空值线的距离越远。区别在于，可信区间比 P 值提供了更多信息，呈现了与数据一致的治疗效果的可能值的全部范围，而 P 值即使可体现显著性，也只能体现可信区间上下端（近端）距离空值线多远，不会再多了。因此，可信区间尤其可用于表明结果的精确意思（估测），确定不能体现显著性的 P 值是表明"不存在有利证据"还是表明"有效证据不存在"。很多作者经常错误地将两者画等号。这两种情况是不同的。"不存在有利证据"意味着有足够数据（证据）得出干预导致的有利是不存在的结论，而"有利证据不存在"意味着没有可用的（缺少）足够数据（证据）来判定干预导致的有利。有时换句话表达为：不存在（有利）证据不能证明（有利）不存在。

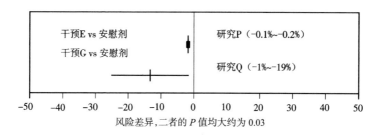

**图 4.5 图表给出两个假设实验的可信区间**

# 随机对照实验过程

随机对照试验与其他研究相似，先撰写草案，草案包括研究目标、研究问题 / 假说、合格标准、招募程序、同意的结果和运用的测量分析方法。进行真正的试验要遵循以下步骤（图 4.6）：

（1）合格性评估：只要潜在研究对象出现，研究者就要评估他（研究对象）是否符合试验的合格标准（纳入与排除）。

（2）同意书：如果患者合格，会给他一张包含所有相关信息的同意书，来阐明试验过程。随后参与随机对照试验要签署知情同意书，不过患者有权利随时撤回同意书。

（3）随机（随机分配）：合格并同意的患者随后进行随机分配进入随机对照试验的一组内。

（4）基线评估：根据计划，所有患者都要在基线时（在开始干预之前）评估。有时可能在步骤 1（合格性评估）已经完成。

（5）开始干预：根据随机分配患者接受干预，实验性干预或对照。

（6）标准案例：全部患者接受标准护理。

（7）随访：每一医疗方案后都要进行随访。

（8）结果评估可由评估员，随时需要，随时盲法进行。

（9）判定：一组专家判定结果量值是否正确和可接受。

（10）分析：通常由统计学家分析数据。

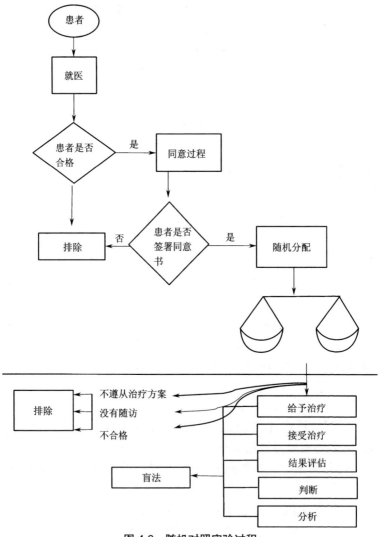

图 4.6  随机对照实验过程

# 参考文献

1. Coronary Drug Project Research Group. Influence of adherence treatment and response of cholesterol on mortality in the coronary drug project. N Engl J Med. 1980;303:1038–41.
2. Fergusson D, Aaron SD, Guyatt G, Hebert P. Post-randomisation exclusions: the intention to treat principle and excluding patients from analysis. BMJ 2002;325(7365):652–654.

# 延展阅读

Altman DG, Gore SM, Gardner MJ, Pocock SJ. Statistical guidelines for contributors to medical journals. In: Gardner MJ, Altman DG, editors. Statistics with confidence. Confidence intervals and statistical guidelines. London: Br Med J; 1989. p. 83–100.

Chalmers TC, Celano P, Sacks HS, Smith Jr H. Bias in treatment assignment in controlled clinical trials. N Engl J Med. 1983;309:1358–61.

Colditz GA, Miller JN, Mosteller F. How study design affects outcomes in comparisons of therapy, I: medical. Stat Med. 1989;8:441–54.

Coronary Drug Project Research Group. Influence of adherence treatment and response of cholesterol on mortality in the Coronary Drug Project. N Engl J Med. 1980;303:1038–41.

Guyatt G, Rennie D, editors. User's guides to the medical literature: a manual for evidence-based clinical practice. Chicago: AMA Press; 2002. (www.ama-assn.org).

Kunz R, Oxman AD. The unpredictability paradox: review of empirical comparisons of randomised and non-randomised clinical trials. BMJ. 1998;317:1185–90.

Sacks H, Chalmers TC, Smith Jr H. Randomized versus historical controls for clinical trials. Am J Med. 1982;72:233–40.

Sacks HS, Chalmers TC, Smith Jr H. Sensitivity and specificity of clinical trials: randomized v historical controls. Arch Intern Med. 1983;143:753–5.

Yusuf S, Collins R, Peto R. Why do we need some large, simple randomized trials? Stat Med. 1984;3:409–22.

# 第五章 治疗:严格评价第一部分（有效性）

## 治疗类论文的严格评价问题

严格评价的 4 个主要方面:

（1）确定此项（手头的）研究与你的问题是否相关。

（2）确定此项研究是否在讨论正确的事（例如,观察结果可能是正确或可信）:这叫作有效性检验或质量评价。换句话说,这些信息是有效的吗?

（3）论文讨论的是什么? 换言之,它对治疗的潜在影响是什么? 这可以叫作"结果评价"。

（4）评价此疗法是否有助于治疗你的患者? 并为你的患者所用,我把这称之为适用性评价。

因此,我们有 4 项主要的评价任务:

（1）相关性评价。

（2）有效性评价。

（3）结果评价。

（4）适用性评价及应用。

## 相关性评价

找到论文后,要核实它是否真的能解决你的问题。检查论文中研究的问题是否符合你的要求,在某种程度上你想要投入更多的时间和精力做进一步研究。有时,可能是人群不匹配,而有些时候,干预措施或结果与你的要求和设定不符。例如,你要探明外科手术对脑出血的作用,却发现论文里讨论的是内镜神经外科的病例结果,而你所在的医院没有用于神经外科的内镜,也没有能完成这样手术的人。这种情况你就应该果断放弃这篇论文,去寻找其他能够解决你的问题的论文。另外,你也可以只阅读摘要来获取一些信息,然后再找另一篇论文,来继续进行下一步骤。

# 有效性评价

1945 年以前,研究人员普遍采用一组患者去测试一些新疗法。通常情况下,他们会对一组患者使用新疗法并记录结果(成功或失败,死亡或存活),并与之前他们治疗的一些相同疾病患者的经验进行比较。

这种方法如果疗效"巨大"那就没有问题。青霉素治疗肺炎球菌性肺炎就是一个例子。但是如今这样的疗法很罕见了。毫无疑问,在特定条件下任何新药的审批都需要进行两组研究(有关详细内容,请看第四章:为什么需要对照组)。

通常,实验研究需要两个分组(一个实验组和一个对照组),那些影响结果(称为预后因素)的所有因素要相同或平衡。两组患者接受相同的标准治疗,但一组还要接受新疗法的治疗。(另一组经常用安慰剂进行配对治疗)。

关于有效性评价有 3 个主要问题,那就是开始良好,执行良好,并且完成得好。

(1)开始:作者是否一开始就进行了"平衡"分组?

(2)执行:最初的平衡是否不受干扰直到最后? 换言之,它们在治疗过程中是否保持平衡?

(3)完成:研究结果是否很好? 所有受试者都被随访;他们的结果得到了正确的评价,并且分析是正确的。

让我们分别讨论一下。

# Q1. 作者是否从"平衡"分组开始(即在基线水平上)?

为此,作者需要制订计划,并正确地执行和核查它。

在这里,我们需要知道如何建立平衡的分组。最有效和最普遍的方法类似于"抛硬币"。我们决定一旦有符合条件的患者来,就会抛一次硬币,如果是正面,患者就分到 A 组,如果是背面,就分到 B 组。如果用"公平的硬币和公平的抛掷"来重复这个过程,你会发现在患者足够多的情况下,两组所有的预后因素都是相似或"平衡"的。用这种方法将患者分配到一组或另一组是一种"随机分配"的方法,也叫随机化。

现在,人们使用一个类似的程序来代替抛硬币,比如,计算机"随机化"。因此,为创建平衡的分组需要一个随机分组的计划,计划或设计随机化被称为"随机对照设计"。有时,一个表格就是为了随机分组而准备的。该表格是用来记录抛硬币或随机数字表的结果。

接下来,他们需要正确地进行随机化分组。在这种情况下,如果研究人员知道正在考虑入选的患者要去哪一组,就会出现问题。例如,如果在手术治疗与药物治疗的试验中,研究人员使用一个表格。如果他的下一个患者要去做手术,又碰巧病得很重,他就不会把他列入研究。他会一直等到一个"好风险"的病例出现。但如果他知道下一个患者要去药物治疗组,他就会毫不犹豫地把他纳入研究中。因此,即使他正确地使用了设计好的随机化表格,他的两个试验组也不能保证是"平衡的"。

因此,下一个患者的分组去向对招募患者的研究人员保密(或隐匿)是很重要的。分组最好采取"电话随机分组",或在实验药物的随机序列中使用外观相似的安慰剂。不参与此项研究的人员用表格或计算机进行小组分配。招募医师检查入组条件合格并征得患者同意。然后他给随机化人员或中心打电话。在核实患者是否符合关键合格标准后,随机化人员将患者登记到此项研究中,并分配一个研究编号,然后将患者分配到其中一组。一旦登记注册,患者将自始至终留在此研究中,不可退出。这一过程确保招募医师不能预见到下一个患者要去哪个组,因此不能有意识地或下意识地篡改随机过程。这个将下一个患者的分组去向对招募医生保密的过程称之为"隐匿随机化"。

如果下一位患者将被分配到的组对招募医师是保密的,则随机化称之为"隐匿的"。

即使在制订计划（随机对照设计）和实施计划（隐匿随机化）之后一切正常,我们也不能100%确保由此产生的分组是平衡的（就像即使经过认真的课程规划和完美的教学后,我们还是不能说100%的学生会通过）。我们需要核实结果,这意味着我们需要检查具有不同预后因素的两组患者百分比是否相似。换言之,就是这些分组在基线上的预后相似度。这可以通过先回顾一下预后因素来完成,然后检查基线特征表,看两组患者的百分比是否相似。

随机化并不能保证分组结果是相似的。你需要检查基线上两组的可比性。

总而言之,好的开始意味着要有一个对照组,一个与实验组相似的（通过随机化创建）对照组。所以,我们应该检查3件事:

（1）此研究是否设计了随机对照组?

（2）是否是隐匿随机化?

（3）两组基线特征（预后因素）是否可比（平衡或相似）?

这里有3个C:①对照组（control group）,②隐匿随机化（concealed randomisation）和③组间可比性（comparability of groups）。

## Q2. 研究者或患者是否干扰平衡?

这个问题的答案需要核实许多情况。用一个故事可能会让人更容易理解。两个家庭主妇,他们是好邻居和好朋友,一天他们去市场买马铃薯,每人拿了一盒马铃薯,重达5kg,售货员检查两盒马铃薯,每盒都是 5kg,回到家,他们一边在沙发上休息,一边看电视,并让女佣把马铃薯盒从车上拿下来,把它们洗干净,再放回到各自的袋子里。当女佣回来报告时,她有点儿紧张,问她能否称量一下好保持平衡。她发现有些马铃薯从盒子里掉落在车上。她尽量把它们都放回相应的盒子里。她还要检查一下盒子是否等重。她解决了两盒马铃薯数量平衡的问题,但重量却与之前不同了。当她把两个盒子分别放在天平两侧,它们是不等重的。假如两盒马铃薯在商店时是等重的,那么现在不平衡的原因又是什么呢? 可能的原因有如下几个:

(1)回家的路上——不同数量和大小的马铃薯会掉落(丢失随访)。

(2)在清洗过程中—— 一组可能比另一组清洗得更彻底(不平等的照顾)。

(3)有些马铃薯可能是在两个盒子间混放的(交叉的)。

(4)测量仪器或测量过程可能有偏差(测量偏差)。

同样的,在治疗研究中,不平衡可能是由于不同的护理,或从一组跨转到另一组,或是随访病例丢失,或者是由于偏差的测量或分析所致。所以,你要问一问:

(1)两组患者是否得到相同的治疗?(除了纳入研究的干预之外,给予实验组额外的干预叫作"干扰")

(2)交叉是零还是最低?

(3)是否有充分的依从性?

同样,这里有 3 个 C:干扰( co-intervention )、交叉( crossovers,也称为沾染 )和依从性( compliance,参见下面的解释 )。

良好的完成意味着所有患者都得到随访(完全随访)、正确的测量结果( 使用可靠有效的仪器且没有偏差 )和可信的分析(这样不会产生偏差)。

完成阶段也有 3 个 C:

·完整地随访( complete follow-up )

·正确地测量结果( correct outcome measurement )

·可靠地分析( credible analysis )

总之,与评价治疗论文问题相关的 3×3C 在框 5.1 中显示：让我们详细地回答每个问题。

框　5.1

好的开始:3C
·对照组
·隐匿性随机化
·基线上的组间可比性
执行良好:3C
·干扰最小或无
·沾染最小或无
·依从性最大化或充分
完成良好:3C
·完全随访
·正确的测量结果
·可靠的分析

# Q1. 有对照组吗？

## 1A. 为什么问这个问题？

　　我们之所以问这个问题,是因为症状改善可能是一个自然过程,或者由于霍桑效应、安慰剂效应或者均值回归。

　　许多患者在疾病的自然过程中症状得到改善或保持无症状状态。例如,许多卒中患者都能康复,许多颅内小动脉瘤患者可长期处于无症状的状态。如果没有对照组,我们可能不知道症状的改善是由于新疗法还是自然病程的结果。

　　对照组应该是同时期的(即当前的,和新疗法组是同时期的),而不是历史的。原因是,之前的患者可能预后不同,或者随着时代发展,他们可能没有获得因组织方式或技术进步带来的益处。患者(或健康人)在加入研究项目时也会改变他们的行为或看法。这是一种自然的人类倾向。就是所谓的霍桑效应。我们在新疗法组中看到的效果可能是由于霍桑效应，而不一定是因为新疗法。但是如果有一个对照组，那么观察到的两组之间的任何差异，都可以归因于新疗法（条件是满足下面给出的其他条件）（安慰剂效应和均值回归，见第四章：需要一个对照组）。

## 1B. 如何回答这个问题?

从文章摘要中就可以明显看出，试验组是否与对照组进行了比较。

## 1C. 怎样解释这个答案?

如果答案是肯定的，则继续进行评价，如果不是，则不能认为这项研究是确定的，除非所有其他（竞争性的）对观测结果的解释可以被驳回。其他的解释可能是自然病程、霍桑效应、安慰剂效应、均值回归、混淆效应（参见下文），或者是干扰或测量结果的偏差。

# Q2. 对照组是随机分配（随机化分组）创建的吗? 分组是隐匿的吗?

这个问题包括两部分：
第一，分配是否随机；第二，如果是，分配是隐匿的吗?

## 2A. 为什么问这个问题?

我们问的这个问题是第一个问题的后续。如果有对照组，就需要知道它是否合适，它是如何创建和组合起来的? 一个直观优选的建立对照组的方法是所谓的"匹配"。在对照组中，对照条件要与每个病例的特定特征相匹配。这种方法有两个主要问题：第一，我们要匹配所有预后因素，这样，就只有治疗组和对照组可以进行预后平衡，两组之间的差异可以归因于新的疗法。遗憾的是，这非常难，找到每个病例所有预后因素都匹配的对照组，几乎是不可能的。即使年龄和性别的匹配通常也很难做到这一点，研究人员不得不接受对照组有 2~5 岁的年龄差。（年龄和性别的匹配对照在病例对照研究中非常常见，用以确定病因。这些研究通过多变量统计来调整分析其他因素。对于治疗研究，这种方法是不适合的。）

其次，匹配只能用于已知的预后因素。遗憾的是，我们对预后因素的了解非常有限。这些知识在许多疾病中无法解释，甚至是好的和坏的结果各占 50%。换句话说，有一些已知的和许多未知的预后因素。在治疗研究中，预后因素符合所有"混杂因素"的流行病学标准，或叫"混杂变量"，通常称之为混杂因素。你可能想知道，如果是这样的话，如何平衡未知的预后因素？那么，有一种方法可以做到这一点，而且这种方法就像抛硬币一样简单，术语称之为随机化（见第四章）。

为使随机化获得成功，患者招募人（或注册人）进入研究时，应该在不了解分组去向（对照组或治疗组）的情况下完成患者的分配。这称之为隐匿（或盲法）分配。原因在于，如果分配是不隐匿的，那么患者招募人可能会有系统地将病情较重或病情较轻的患者纳入其中一个研究组。这将低估（如果治疗组病情严重）或高估（如果对照组病情较重）治疗效果，即研究将会有偏倚的结果。

有时，"隐匿"和"盲法"（例如针对患者的和针对医生的）之间存在混淆。有一种方法可以将这两者区分开来，在开始治疗之前的盲法看作隐匿，而通常所说的盲法是治疗开始之后的。在随机化分组之前，需要两个研究步骤——患者资格评价和知情同意（见图 4.1）。在这些步骤中都可能产生偏倚。

"隐匿随机化"将在治疗开始之前进行，而"盲法"则涉及开始治疗后的步骤。

我们来看一项开腹式与腹腔镜阑尾切除术的临床对比试验。来了一位有严重症状和体征的患者，值班医生知道下一个合格的患者要去做腹腔镜手术,他觉得这个患者病情太严重,不适合做腹腔镜,因此,宣布他"不合格"。但当下一个手术是开腹手术时,他甚至会接受最严重的患者。另一方面,当他发现一位病情较轻的患者,而下一个手术是腹腔镜手术时,那么他会把他选作合格病例。在这种情况下,开腹手术组患者将比腹腔镜组患者病情更重,研究结果将有偏倚。这个问题可以通过询问每一位患者的病情来解决,他们来到医院是随机的(许多人会认为这太专断和刻板,甚至是有悖伦理),但问题可能会在得到同意的下一步时重新浮出水面。众所周知,医生解释参与研究的潜在风险和益处的方式,对获得同意与否有很大的影响。这种偏倚可以很容易产生,就像资格审核一样。没有办法解决这个问题。当然,患者不能被迫同意进行研究。

　　下面这个真实的例子可以说明这个患者的情况。1996年,一组澳大利亚研究人员报告了一项开腹手术与腹腔镜阑尾切除术治疗急性阑尾炎的试验。随机化分组采用密封信封(内有一张写有一种术式的纸条)。当一个合格患者来的时候,接电话的值班医生就打开下一个信封,患者就去纸条上所示的手术组。只有主任(高级)外科医生接受了腹腔镜手术的培训,而所有的外科医生,包括住院医生都可以做开腹手术。白天,试验进行得很顺利,但在晚上,主任外科医生不太愿意来做腹腔镜手术。住院医师想出了一个实用的解决方案:如果一个合格的患者来了,他们就把半透明的信封放在灯光下。如果指令决定做腹腔镜手术,他们就会越过这个信封,跳到下一个信封,直到他们找到一个做开腹手术的信封,然后,他们打开那个信封,完成开腹手术。第二天早上的第一个符合条件的患者按照跳过的信封被分配到腹腔镜组。如果晚上出现的患者病情加重(正如他们通常的那样),或是住院医师比主任外科医生缺少经验(这是正常的预期),住院医师的策略会偏离开腹手术的结果。

## 2B. 如何回答这个问题?

　　要做到这一点,请阅读本文的方法部分。随机分组被认为是隐

匿的,如果:

(1)对注册的患者在随机序列中使用适当的安慰剂可视为盲法。

(2)那些给患者登记注册的人必须给研究中心或使用表格或电脑的人打电话,将患者分配到研究的其中一组。在披露分配情况之前,核实患者资格和知情同意,患者被注册登记到该研究项目。一旦注册,患者在研究中不可退出。

第三种稍微不太安全的方法是,在确定资格和知情同意后,可以逐个编号装入不透明的信封。信封包含患者的分配情况。

## 2C. 如何解释答案?

如果将上述 3 种方法中的任何一种用于随机分配,则可以断定分配是隐匿的(见图 5.1)。

如果有以下情况,随机分配显然是不隐匿的:

(1)使用显示分配的表格。

(2)患者交替地被分配到一组或另一组。

(3)使用奇怪的甚至出生日期将患者分配到一组或另一组。

更常见的是,对随机化的方法没有足够详细的描述就明确地判定其隐匿。

缺乏分配隐匿或对其描述不清,使人们对研究证据的强度产生怀疑,但所有的证据并未消失。你应该转到下一个问题。

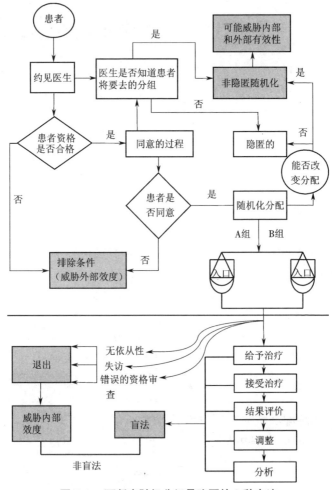

图 5.1　可断定随机分组是隐匿的 3 种方法

# Q3. 基线水平上的分组是否平衡( 可比性或相似性 )?

这是一个检查的重点。你想知道新疗法是否会影响结果,但要知道这一点,治疗和对照组之间必须没有基线差异。那么差异是什么? 这些因素的差异会影响结果。这些因素称之为"预后因素"。我们不必担心那些不影响结果的因素的差异(例如脑膜炎中的性别)。因此,完整的问题是,"两组预后因素在基线上是否相似?"换言之,"是否有预测平衡?"

## 3A. 为什么要回答这个问题?

以上段落部分地回答了这个问题。你问这个问题来判断两组结果之间的差异是否可以归因于治疗与否,以及观察到的差异是否有可能比实际差异更多(高估)或更少(低估)。

## 3B. 如何回答这个问题?

为此,你要检查基线特征表(通常是本文的表1)。你要着重关注那些在之前的研究和经验中知道的重要的预后因素。(这就是实施 EBM 必须要有经验/专业知识的一个原因。)比较两组患者预后因素的百分比(不是数字)①。对于一些(数字)因素,如年龄,比较两组的平均年龄。对每个预后因素进行同样的检查。如果发现有任何不同,你还必须确定哪一组因为这个差异而处于优势。

## 3C. 如何解释这个答案?

如果患者的百分比或所有预后因素的平均值都是相似的(忽略细微差异),你可以得出结论:在基线水平上达到预后平衡。当你判断他们有不同或你有疑问时,要提出下列问题:
(1)结果有可能因这些差异而有所不同吗?
(2)如果是,哪一组可能有更好的结果? 治疗组还是对照组?

---

① 数字并不重要,因为它们可能差异很大,但并不意味有太多问题。有时根据设计,研究人员设置在治疗组中的患者数比对照组多1倍。显然,每个预后因素的患者数量大约是对照组的2倍,但百分比是相同的。

（3）这是否可能使结果无效或影响结论？

最后一个问题需要你回答另一个问题。这些差异是否会导致低估或高估疗效？这种解释将取决于结果的类型——无论是显示新疗法组好于对照组，还是不好于/差于对照组。这两种情况是：

（1）结果显示新疗法效果优于对照组。

1）如果治疗组处于优势并受益于这些差异，则疗效将会被高估，这样可能会影响上述结果的有效性。

2）如果治疗组因差异而处于不利地位，那么就会低估疗效，即使治疗结果变得更好，也不能抱怨。事实上，这种差别强化了结果和结论。

（2）结果表明新疗法比对照组差或不好于对照组：

1）如果差异使治疗组有利，但结果并不利于治疗组，那么结果和结论会强化。

2）如果差异使治疗组处于不利地位，则将会低估疗效，你可能会质疑结果的有效性。

你为每个预后因素做这个练习，如果所有的差异都支持结果，那么结论是有效的。如果有的赞成结果，有的不赞成，你需要检查作者是否报道了对调整差异的分析——通常称之为"校正分析"。通常，校正分析包括一些回归模型（逻辑回归、Cox 回归或多元回归）（这些细节超出了本书的范围）。我想说的是，如果回归分析也有利于结果，那么基线的预后失衡可能并不重要；否则，它显然很重要。

最后，你可以得出以下结论：

（1）在基线上几乎没有预后不平衡。

（2）基线有预后不平衡，但经校正分析后支持结论。

（3）预后不平衡，无校正分析，但不平衡并不使结论无效。

（4）预后不平衡，无校正分析。不平衡会影响结论的有效性。

# Q4. 是否有干扰偏倚？

干扰是指除了正在研究的干预之外的任何干预。随机分组后，如果患者在两组中接受不同的协同干预，且这样做影响结果，他们可以在比较的两组之间引入偏倚的概念。这种偏倚称为干扰偏倚。

说了这么多，让我们记住，大多数干预都有副作用。在试验过程中，如果患者出现不良反应，则必须提供所有必要的治疗。如果将药物与安慰剂进行比较，仅药物组有明显的不良反应，那么要采取必要措施治疗不良反应。毫不奇怪，两组的协同干预显然是不同的。通常这种协同干预只会影响副作用的后果，最后的结果仍然会告诉我们该药物的总体效果。

无论如何，如果一个研究组除了日常护理和正在研究的干预之外，还接受了其他干预措施，这是难以接受的。因此，我更倾向于将干扰定义为除了常规护理和正在研究的干预之外的任何干预措施。

## 4A. 为什么问这个问题？

在研究中，不对等的协同干预措施可能导致结果产生偏差。在安慰剂组的研究中，这种情况发生的风险会小一些，因为护理人员完全不知道谁在接受什么治疗，因此不太可能提供除日常护理之外的不对等的照料。

## 4B. 如何回答这个问题？

结果部分要写明两组患者采用的干预措施。许多研究都没有提到这个内容，而另一些研究则列出一个比较协同干预使用频率的表格。

## 4C. 如何解释这个答案？

首先只考虑那些可能影响结果的协同干预措施。接下来，评价使用频率的差异是否会导致疗效评价（低估或高估）的失真。然后再考虑失真的方向和程度如何影响最终的结果。

# Q5. 是否有任何交叉(沾染)?

当对照组接受部分或全部新的干预时,就会发生沾染。在比较两种有效的治疗方法时,当一组患者接受了另一组的治疗方法时,就发生了沾染。

在手术和药物治疗的比较中,来自药物组的一些患者可能会选择手术,反之亦然。这种全面的沾染称之为"交叉"(请注意,"交叉"一词的使用与"交叉试验"无关)。

## 5A. 为什么问这个问题?

沾染往往会模糊两种治疗方法之间的差异(新疗法与对照组)。真实的效果可能会被完全模糊或至少被低估。

## 5B. 如何回答这个问题?

结果部分要表明交叉患者的数量,是否沾染也是一个问题:如果发生沾染,程度如何?

## 5C. 如何解释这个答案?

问问自己,由于沾染原因是否以及有多大程度低估了疗效。因此,谨慎行事可以解释结果。

# Q6. 是否有足够的依从性?

依从性是指研究参与者遵守规定干预措施的程度。

## 6A. 为什么问这个问题?

依从性是很重要的,因为在安慰剂对照研究中,如果研究参与者不接受规定的干预措施,干预的效果就不会被观察到。如果没有人接受干预措施,显然就没有效果。不依从程度将决定对干预效果的低估程度。当两个研究组都采取积极的干预措施时,两者之间的差异可能会被高估或低估,这取决于两种干预措施的依从性差异（这方面的细节超出了本书的范围）。这些论文还应该说明患者不依从的原因——例如,由于无法忍受的副作用或缺乏任何可感知的好处。这本身可能是一些干预措施的重要结果。耐受性（或可接受性）可能是在不同干预措施之间做出选择的重要标准。

## 6B. 如何回答这个问题?

论文应在文章相关部分写明测量方法和依从度。 有时,干预措施仅包括一次注射（例如链激酶用于心肌梗死）或在住院期间少量注射（例如地塞米松用于急性细菌性脑膜炎）。 在这种情况下,论文可能没有详细描述依从性。

## 6C. 如何解释这个答案?

在安慰剂对照研究中,如果干预效果优于安慰剂,那么依从性并不是主要问题,尽管有可能低估干预的效果和副作用。如果干预措施证明是无效的,那么一个可能的原因就是依从性不好。在这两种情况下,耐受性和安全性都很重要,因此应该注意不依从的原因。

# Q7. 随访是否全面或充分?

如果所有进入该研究的患者的主要结果是已知的,则说明随访已经完成。对主要结果状态不明的患者被视为"失访"。

## 7A. 为什么问这个问题?

我们提出这个问题是因为如果失访超出一定的水平,结果的有效性可能就会受到严重影响,结论可能会产生误导。原因是那些失访者与那些随访到的人相比往往会有不同的结果。

## 7B. 如何回答这个问题?

通常情况下,研究中的表格会列出随访患者的数量及结果。如果所有进入本研究的患者都接受了随访,则没有问题。即使在数百名患者的研究中有一个或几个患者失访也没有问题。但如果失访患者太多不足以得出有效结论,问题就来了。

## 7C. 如何解释这个答案?

这里需要回答一个问题——太多是多少?这取决于研究的总样本量以及两个研究组之间观察结果的差异程度。当然,在任何情况下,几百人中小于 5 个或几千人中不超过十几个应该不算太多。但是,最好的办法是问一问:失访是否会影响到结果的有效性?对那些失访者进行某些假设的重新分析可以评价这一点。这种重新分析称之为敏感性分析。假设的类型取决于研究结论。如果结论有利于新疗法,则假设情况更糟,然后重新分析。如果结论不利于新疗法,则假设一个最好的情况并重新分析。(如果是两种积极疗法的比较,两者都要做。)具体情况如下:

(1)最坏情况分析:设想一项假设的随机研究,治疗组和对照组各有 100 名患者,每组中都有 10 人(10%)失访。其余的每组 90 例患者中,对照组死亡 40 例(44%),实验组死亡 20 例(22%)。两者之间的差异(40 / 90 与 20 / 90)有统计学意义($P = 0.001$)。结论是治疗有效。在最坏的情况分析中,对照组有 40 例(40%)死亡(此组所有失访的 10 例患者均假设存活),治疗组有 30 例(30%)死亡(该组失访的 10 名患者死亡)。再分析( 40 /100 与 30/ 100 )显示差异无统计学意义( $P$ = 0.18 )。现在的结论是,这种差异可能是偶然的。由于两个结论( 一个是没有计算失访人数,再有是最坏的情况分析 )不同,失访人数( 在这个例子中是 10% )太多了,无法得出有力的结论。( 这里没有必要做最好情况分析,因为这将导致与研究中给出的分析结果相同的结论。)

显然,这种分析是基于一个极端的假设,这种假设不太可能是真的。换句话说,这是一个严格的测试。如果这项研究通过了这项测试,毫无疑问,结论是有效的,尽管有失访情况。如果这项测试失败,它可能是有效的,也可能是无效的;我们不知道。

（2）最好情况分析:如果一项研究得出的结论是,新疗法的疗效没有任何差异,但有失访情况,你可以做最好的情况分析,以确定是否失访太多,而无法得出有效的结论。

再次设想一个假设的随机研究,两个分组中各有 100 名患者。比方说,治疗组 25 名患者和安慰剂组 20 名患者失访。每组有 30 例死亡。结果表明两组之间的差异无统计学意义;实际从百分比显示,对照组稍微好一点。最好的情况是,在治疗组中所有失访的患者都存活下来,而对照组的失访患者死亡。最后的数据是治疗组 30 人死亡,对照组 50 人死亡( 每组 100 人)。再分析得出 $P$ 值是 0.006,统计学上有非常显著的差异。这意味着失访人数太多,以至于研究报告的结果不能认为可靠。

当然,最坏的情况和最好的情况都不太可能是真的。如果不改变研究结论,他们就有价值。( 这意味着结论是可靠的,失访不会使结果失效。)如果改变了研究结论,那么结果的有效性就不能被认为是可靠的。有效性受损的程度取决于治疗组失访患者与对照组失访患者结果的差异程度。

# Q8. 正确的测量结果（是否用盲法评审测量结果？）

这里说的"正确"的意思是不能有偏差。有时，测量结果可能不需要盲法评审（例如测量死亡），但大多数时候，为了避免偏倚，必须要用盲法。

## 8A. 为什么问这个问题？

在研究中当评审的判断需要测量结果时，这个问题就很重要。如果评审知道小组的分配，他们可能会更密切地跟踪一组或另一组，并更频繁地报告结果事件。如果结果是发病率、生活质量或日常生活能力，对患者答案的解释可能会受到小组分配知识的影响。但如果结局明确，比如全因死亡率或全身强直阵挛性癫痫发作，那么盲法就不那么重要了。

## 8B. 如何回答这个问题？

论文的方法部分应表述结果评价是否为盲法。

## 8C. 如何解释这个答案？

考虑结果的性质。如果决策不受非盲法评审（例如全因死亡率）的影响，那么有效性就不会受到威胁。如果结果测量牵涉到判断，那么就要考虑非盲的结果测量是否有利于治疗组（高估效果）或对照组（低估）。

# Q9. 可信性分析 / 是否是基于意向治疗原则的分析?

## 9A. 为什么问这个问题?

在基本概念中,你已经读过"为什么要问这个问题"(第三章)。

## 9B. 如何回答这个问题?

你可以阅读方法部分,以检查作者是否表明他们将使用意向治疗分析。如果他们这样写了,你可能会认为他们就是这么做的。很遗憾,这不是真的。作者对意向治疗分析(ITT)有不同的看法。许多所谓的 ITT 分析都是伪 ITT。真正的 ITT 分析应包括分析中和各自分组中所有随机化分组的患者。这在一些表格中显而易见,其中包含主要的结果数据和分析。大多数研究都提出一个研究概要,也叫试验资料,它表明有多少患者被随机分组和分析。如果你发现随机化患者数和分析患者数之间存在差异,请仔细阅读结果部分,以确定退出的原因。

## 9C. 如何解释答案?

如果研究没有报道 ITT 分析,请查找原因。如果退出是由于不符合条件,则退出不会有偏差(例如,受到测量结果知识的影响),你可以接受这个结果。如果退出是由于不依从或者失访,你可以在 ITT 的基础上进行分析,或做敏感性分析,并检查结果是否改变。如果分析结果没有变化,结果是可以接受的。如果结果有变化,就会危及有效性。

通过列举研究的优缺点来总结"有效性"评价。优势是符合有效性标准。劣势是那些不符合或不明确的标准。对这些不确定因素总和做出一个粗略的判断，然后再确定研究结果处在绝望和完美之间的什么位置。如果它没有希望或者接近无望，那么就没有必要再读下去了。如果不是，继续查看其中包含的信息。

# Q10. 研究结果是什么（研究内容是什么）?

有些数据是用来概括信息的：率差、风险比率等（见第六章）。

我们要问 3 个问题：

（1）新疗法在研究中是否产生什么不同的影响（见风险率，NNT率差或优势比）？（见第六章）

（2）如果是，这可能是真的吗?

（3）研究的误差幅度是多少?

## 10A. 新的治疗有什么不同?

看看结果的类型。它是不是只有两种可能的类别（二分变量），即是 / 否和死亡 / 生存的结果类型，或是一个数值（称为"连续型"）?

对于二分变量结果，请看治疗组和对照组中（有或没有）结果的百分比。通常情况下，不利的结果被计算在内。找出对照组和治疗组之间的差异（对照组减去治疗组）。如果是"–"，那么治疗组似乎比对照组好，但是如果差异（对照组减去治疗组）是"+"，则治疗组似乎比对照组差（详见第五章）。

## 10B. 观察到的差异是真实的还是偶然的?

这里我们看一下 P 值（详见第三章）。

## 10C. 研究的误差是多少？

为此，我们来看看可信区间（详见第三章）。

# 适用性和应用

研究结果是否适用于（我们的）实践？

这需要审查研究中的人群、干预、比较和结果（PICO）对你的临床实践或患者的相关性。

（1）研究人群与我的实践或患者有关吗？

在这里，你需要审查研究对象的资格（纳入和排除）标准，有时还要考察其基线特征。必须进行某种程度的判断。如果你的患者年龄大于或小于合格标准的年限一岁，就说研究人群与我的患者无关，可能是不合适的。要得出不相关的结论，应该有一个令人信服的理由，通常是对你的患者的预后影响很大，或者干预措施使用不当或无效等原因。这个判断要求你有该领域的背景知识。

（2）干预是否相关？

这里的相关意味着可用，可负担，可接受和可行的。如果干预不可用，则整个试验只有学术价值。干预措施也应该负担得起，可以接受和可行。有些干预措施在文化上是不可接受的。例如，肝脏或鱼油可能是有营养的，但在一些严格的素食社区，这可能是不可接受的。有时干预是不可行的。例如，即使血管外科医生可以做颈动脉内膜切除术，也可能没有一个设备齐全的手术室。

（3）比较是否相关？

有时，研究是在一定背景或控制下进行不可接受的治疗。在这两种情况下，当标准治疗方法不同时，结果的适用性都值得怀疑。例如，Lebel 等 [1] 研究了地塞米松和头孢呋辛作为儿童急性细菌性脑膜炎（ABM）背景治疗的有效性。头孢呋辛在 ABM 中已经被证明不如头孢曲松或头孢噻肟，并且不推荐在这种情况下使用。尽管地塞米松被发现可以降低耳聋的风险,但是人们并不知道当使用头孢曲松或头孢噻肟作为背景治疗时,是否也会有相同的结果(后来在头孢曲松或头孢噻肟存在的情况下也表现出了有益效果)。同样,我们说在一定条件下一种新药被证明是有效的。此后,同一类药物中的几种化合物都可用,这些药物通常来自不同的公司,有些非常昂贵,相关的问题是,较昂贵的产品是否比较便宜的产品更好,因此,我们需要寻找涉及这种比较的研究,而不仅仅是比较每种新化合物与安慰剂的比较。例如,有许多研究比较了 ACE 抑制剂在预防糖尿病肾病进展中的作用;每一种药物都比安慰剂更有效。但是,它们的成本范围是如此之广,相关的问题是,更昂贵的产品是否比便宜的产品效果更好。遗憾的是,这样的比较研究很少或根本不存在。

(4)所有临床相关(有意义的)结果是否都被测量?

这可能是判断相关性最关键的因素。你应该问:研究人员想要达到什么目的? 这些结果是否会促使我和我的患者采取干预措施? 从患者的角度来看,它们会有意义吗? 某些结果对于所有相关的人都是有意义的,例如,降低死亡率或改善生活质量,以及日常活动的独立性,但是某些结果只是中间结果,比如,在脑膜炎中脑脊液(CSF)的正常化或在急性心肌梗死中抑制心律失常。恩卡尼成功地抑制了心律失常,但增加了死亡率 [2, 3]。一般来说,中间结果在临床上很少有意义(参见第九章)。

第二类需要谨慎对待的结果,是基于规模的结果。通常,研究人员比较实验组和对照组的平均值(或中位数)。虽然平均值(或中位数)可能有显著的统计学差异,但不应假设它们也具有临床意义。应该从临床角度考察其差异的大小。在很多(或大部分)大规模样本中,这种有临床意义的差异并不为人所知。在这种情况下,治疗的成功可能被认为是一定范围的成果或一定水平的增加(或减小取决于规模),并且可以比较治疗成功患者的比例。从临床角度来看,这将是明显有意义的。有时,某些评分水平与日常活动并不相关,比较达到该水平患者的比例,以确定统计学意义和临床意义。这显然是一个有意义的方法。

# 应用

　　如果研究是有效并适用的，结果显示有显著（重要）益处，你决定将新疗法应用于患者。首先，你要（根据临床经验和知识）预估患者不良结局的基线风险。然后判断如果给患者使用新疗法会有什么风险。再与患者协商，这些益处是否值得付出这样的成本，以及可能造成的损害和不便。例如，我们来看两例脑出血患者：一个完全清醒，提示有小血肿，另一个半昏迷，大血肿。你估计，有意识的患者和半昏迷患者的不良（不良）结果（死亡或残疾）风险分别为 2% 和 80%。假如说你正在考虑选择手术，手术可以将不良后果的风险降低 10%（RRR=10%）。有意识的患者手术风险可以从 2% 降低到 1.8%（2 的 10% 为 0.2，2-0.2=1.8）。鉴于手术的风险和成本，你和你的患者认为手术是一个不划算的选择。另一方面，手术可将半昏迷患者的不良后果风险从 80% 降至 72%（80% 的 10% 为 8，80-8=72%）。在这种情况下，可以与患者的亲属讨论，并判断手术是否值得。因此，可以看出，即使总体结论（有效性，结果和适用性评价之后）支持干预，你也可能不会给有些患者应用该疗法，而给有些患者应用此疗法。应用是适用性评价后进一步要做的。

## 参考文献

1. Lebel MH, Freji BJ, Syrogiannopoulos GA, Chrane DF, Hoyt MJ, Stewart SM, et al. Dexamethasone therapy for bacterial meningitis: results of two double-blind, placebo-controlled trials. N Engl J Med. 1988;319:964–71.
2. Echt DS, Liebson PR, Mitchell LB, et al. Mortality and morbidity in patients receiving encainide, flecainide, or placebo: the Cardiac Arrhythmia Suppression Trial. N Engl J Med. 1991;324:781–8.
3. The Cardiac Arrhythmia Suppression Trial II Investigators. Effect of the antiarrhythmic agent moricizine on survival after myocardial infarction. N Engl J Med. 1992;327:227–33.

## 延展阅读

Byington RP, Curb JD, Mattson ME. Assessment of double-blindness at the conclusion of the beta-

Blocker Heart Attack Trial. JAMA. 1985;253:1733–6.

Guyatt G, Rennie D, editors. User's guides to the medical literature: a manual for evidence-based clinical practice. Chicago: AMA Press; 2002. (www.ama-assn.org).

Guyatt GH, Sackett DL, Cook DJ. Users' guides to the medical literature. II. How to use an article about therapy or prevention. A. Are the results of the study valid? Evidence-Based Medicine Working Group. JAMA. 1993;270:2598–601.

Oxman AD, Guyatt GH. A consumer's guide to subgroup analyses. Ann Intern Med. 1992;116:78–84.

Peto R, et al. Design and analysis of randomized clinical trials requiring prolonged observation of each patient. II. Analysis and examples. Br J Cancer. 1977;35:1–39.

Sackett DL, Gent M. Controversy in counting and attributing events in clinical trials. N Engl J Med. 1979;301:1410–2.

Sacks H, Chalmers TC, Smith Jr H. Randomized versus historical controls for clinical trials. Am J Med. 1982;72:233–40.

Schulz KF, Chalmers I, Hayes RJ, Altman DG. Empirical evidence of bias, dimensions of methodological quality associated with estimates of treatment effects in controlled trials. JAMA. 1995;273:408–12.

Yusuf S, Collins R, Peto R. Why do we need some large, simple randomized trials? Stat Med. 1984;3:409–22.

# 第六章  治疗:严格评价第二部分（解释结果）

本章涉及严格评价的第二部分。我们想知道:"治疗有多好?"希望能用一句话和一个数字来回答这个问题,但在生活中,一个数据不足以把全部事情讲清楚。例如,我们问孩子:你的分数有多好? 如果他说 99%,我们会感到高兴。但是很快我们又想知道,这是不是班上最好的成绩——换句话说,他（她）相对于其他学生的位置是什么。有多少学生在这个分数之下? 有多少人在这个分数之上? 这是想知道他的相对位置。这是用百分比来描述的。绝对值表示的分数百分比是 99 分,但大多数学生都可能得这个分数（考试非常简单）。一些测试服务机构使用百分率、百分位数、等级（A1，A2，B1 等）和 GPA（平均分数）来描述结果。每个数据可能体现不同的观点,会号召不同的选民。这就是为什么股票市场总是至少使用两个数据来描述当天发生的事情:通常是一个用来描述实际数据（绝对差异）的差异,而另一个以百分率来描述它的差异（相对于开盘数据）。

同样,为了表述治疗研究的结果,我们有相对指标和绝对指标,如率差（绝对指标）、危险度比（相对危险度）、比值比和比率;每个指标都反映不同的观点,号召不同的选民。再举一个例子。

我们来看一份政府公告:"在政府医院工作的 5000 名医生平均每月将增加 1000 美元的工资,每年要花费 6000 万美元（500 万美元×12）。作为一名医生,你听到这个消息会很开心,并开始计算每个月会多得多少钱。这个公告谈到的平均数并不意味着每个医生每月会多得 1000 美元。有些医生每月可能有 1000 美元的现有工资,而另一些医生每月可能有 14 000 美元。要想知道你会得到多少加薪,需要另一个数据,就是"百分比"的增加。你问一位政府官员:"百分比"增长多少？他会告诉你，所有医生都增长 10%。现在你就会知道你每个月的收入增加了多少。目前你每月收入 5000 美元将增加 500 美元（5000 的 10%）。所以你每个月会得到 5500 美元。这个例子说明我们需要两种衡量变化的方法：一种是像平均增加 1000 美元这样（或者有时是减少，或是治疗失败率）是"差异"的衡量；其次是像 10% 的增长这样源于"比率"的衡量。差异衡量有助于评估总体影响（比如，对于患者群体或人群），而"比率"衡量有助于评价对个体的影响。（在流行病学方面，像归因危险度这样的差异指标表明风险因素对人口的影响，而危险度比等指标则表示因果关系的强度。）

## 疗效的测量

测量是什么？ 看看报纸上的这句话："经济改革使失业率从 20% 下降到 15%，从而减少了 25%。"你可能想知道 5% 的差异（20%-15%）怎么会变成减少 25%。一名研讨会参与者解释说：如果 20% 被视为 100，那么 15% 就是 75，5% 就等于 25%。在医学界，我们经常使用死亡率、复发的"风险"等这样的术语，例如，完整的表述可能是，死亡率从对照组的 20% 下降到新疗法组的 15%，从而表明新疗法使死亡率降低了 25%。所使用的公式如下：

20%-15%= 5% 率差（RD）

基线风险或对照组风险（CGR）20%= 如果视为 100%

那么治疗 / 实验组风险（EGR）15%=75% 或 0.75，

也称之为"危险度比"或"相对危险度（RR）"

然后 5%= 25%，称为"相对危险降低（RRR）"

差异衡量是率差 RD（也称为"绝对危险降低"），只是两个风险因素（通常是 EGR，CGR）之间的差异。在这种情况下，（15%-20%）=-5%。减号表示风险随着新疗法的应用而降低。如果 EGR 大于 CGR，则差值将为正（+），表明新疗法实际上增加了风险。 如果两组的风险相同，则差值为 0。（请注意，所有的作者都不遵循这个惯例，因此，所有论文中的加号或减号可能并不总是相同的意思，要时刻关注各个组别的风险,来判断新疗法的作用。)

"比率"测量是 RR=75%( 通常用小数表示为 0.75 )。那么,如何得到危险度比? 简单地将实验组危险度与对照组危险度进行比较( EGR/CGR )得到的比率。你会得到一个用小数表示的 RR( 乘以100 得到百分比 )。

从 RR,你可以很容易地算出"百分之"的变化 RRR=25%( 100-75 或 1-0.75 )。换句话说, 1-RR( 以小数表示 )或( 100-RR )以百分数表示 RRR。

公式可写为:

用小数表示,RRR=1-RR

用百分比表示,RRR( % )100-RR( % )

如果只提供"差异"和"基线风险"或"CGR",则可以用率差除以基线风险得出 RRR,并将比值乘以 100。这个公式可以写成:

相对危险降低度( RRR )%( 用百分比表示 )= 率差( RD )/ 基线风险或对照组危险度 × 100

# NNT( 治疗所需病例数 )

你可以从率差中算出 NNT。-5% 的率差意味着每 100 名接受治疗的患者至少有 5 人死亡( - )。换句话说,为了避免 5 人死亡,我们需要治疗 100 名患者。因此,要避免一次死亡,需要治疗的人数是100/5 = 20。我们可以很容易地看到这种关系。5% 的分数是 5/100,而治疗所需病例数( NNT )是 100/5。那么,我们算出 NNT 可以做什么? 有 3 步:首先,算出率差;其次,以分数的形式写出( 显然分母为100 );第三,将分数倒置,使分子为 100,分母为率差( 以 % 计 )。得出结果并四舍五入。所得的数值就是治疗所需病例数。如果你喜欢用小数表示,可以分两步进行:首先算出率差或 ARR( 比如 0.05 )。然后将分数倒置,即 1 / 率差或 1 / ARR。

每当谈及 NNT 时,你必须指定随访期,在此期间观察两组的差异和不利结果,一般来说,只有在治疗显示具有显著的统计学意时,NNT 才有意义。

多少 NNT 为好？ 其实,没什么神奇的数据。 对于无副作用的廉价药物,可接受的 NNT 可能是 100 或甚至 200,而对于有风险的手术,可能只有 20 个。对于预防性治疗与"积极治疗",可接受的 NNT 可能会不同。作为一般性指南,对于积极治疗,可接受的 NNT 可能是 20 或 25,而对于预防性治疗,甚至可能是 250 或 500。为了给你一些关于 NNTs 的概念,我列出了一个普遍用于治疗的 NNT 表格（表6.1）。

# 疗效参数的解读

如果新疗法无效,那么两组患者的风险（死亡率）是相同的,比如, 20%。差异将是"0"（20%-20%）,比率为"1"（20% / 20%）。如果新疗法降低了风险,差异将是负值,如果新疗法增加了风险,它将是正值。如果治疗有效,该比率（RR）,将小于 1（在我们的例子中, 15% / 20% = 0.75）,如果新疗法增加了风险（比如说, 25%）,比率将大于 1（25% / 20% = 1.25）。所有比率参数表现方式相同。（请注意,即使采取有效的治疗方法,也可以将比率写成 20%/ 15%= 1.33（大于 1）,但大多数作者遵循上述惯例,在新疗法降低风险时,显示比率小于 1,同样,不是所有的作者都遵循这个惯例,你需要仔细看看这些数字。）

表 6.1　常用于医学干预的 NNT

| 状态 | 治疗方法 | 治疗时间 | 对比 | 结果 | NNT |
|------|---------|---------|------|------|-----|
| 心绞痛 | 硝酸异山梨酯 | 4~6 周 | 安慰剂 | 预防运动诱发心绞痛 | 5 |
| 先兆早产 | 糖皮质激素 | 分娩前 | 无治疗 | 胎儿 RDS 风险 | 11 |
| 哮喘 | 布地奈德和福莫特罗 | 1 年 | 只用布地奈德 | 1 年内无严重恶化 | 11 |

（待续）

**续表**

| 状态 | 治疗方法 | 治疗时间 | 对比 | 结果 | NNT |
|---|---|---|---|---|---|
| 糖尿病神经病 | 抗惊厥药 | | | 50% 疼痛减轻 | 2.5 |
| 痴呆 | 银杏 | 1 年 | 安慰剂 | 老年痴呆量表——认知 4 点变好 | 7.9 |
| 头虱 | 氯菊酯 | 14 天 | 安慰剂 | 治愈 | 1.1 |
| 老年性高血压 | 药物治疗 | 至少 1 年 | 无治疗 | 全面预防心血管事件 5 年以上 | 18 |
| 初级预防 | 各种 | 5 年 | 无治疗 | 预防心肌梗死或脑血管死亡 | 69 |
| 二级预防 | 各种 | 5 年 | 无治疗 | 预防心肌梗死或脑血管死亡 | 16 |
| 偏头疼 | 皮下舒马曲坦 | 单剂量 | 安慰剂 | 头痛在两小时后缓解 | 2 |
| 心肌梗死 | 阿司匹林加链激酶 | 静脉注射链激酶,口服阿司匹林 1 个月 | 无治疗 | 5 周血管死亡率,预防死亡 | 20 |
| 消化性溃疡 | 三联疗法 | 6~10 周 | 组胺拮抗剂 | 幽门螺杆菌根除 | 1.1 |
| 消化性溃疡 | 三联疗法 | 6~10 周 | 组胺拮抗剂 | 1 年后溃疡愈合 | 1.8 |
| 前列腺良性肥大 | 非那雄胺 | 2 年 | 安慰剂 | 防止一次手术 | 39 |
| 17 354 名 36~64 岁舒张期 90~109mmhg 的 MRC 患者 | 苯并氟哌嗪普萘洛尔 | 5.5 年 | 安慰剂 | 预防 1 年内一次卒中 | 850 |
| 1072 例 CATS 研究中的患者卒中后 1 周至 4 个月 | 噻氯吡啶 | 2 年 | 安慰剂 | | 15 |

(待续)

| 状态 | 治疗方法 | 治疗时间 | 对比 | 结果 | NNT |
|------|---------|---------|------|------|-----|
| ESPS2 6602 例 18 岁以上患者在过去 3 个月中发生 TIA 或卒中 | 阿司匹林 | 2 年 | 安慰剂 | | 37 |
| | 双嘧达莫 | | | | 42 |
| | 阿司匹林加双嘧达莫 | | | | 8 |

　　请记住,我们一直认为治疗会降低风险。但有时,治疗是有害的。它们增加了风险。在这种情况下,我们得到的是治疗造成额外死亡或伤害所需要的人数。所以,你必须了解治疗正在做什么。因此,要解释治疗所需病例数(NNT)。但你知道即使是有效和有益的治疗也有副作用。我们可以算出 NNT 来预防不良结果或通过 NNT 找出额外伤害的原因(副作用或不利影响)。后者有时被称为伤害所需病例数(NNH)。

　　综上所述,我们在本例中已经涵盖了 4 个疗效的参数:①率差(RD)或绝对危险降低率(ARR)=−5%,或 −0.05;② NNT=20;③ RR(相对危险度或相对风险)= 80% 或 0.0;和④相对危险降低率(RRR)= 20% 或 0.2。

　　RD(ARR)、NNT、RR 和 RRR 4 个参数通常适用于临床医生之间的交流,并足以应对大多数情况。但有时,比如在病例对照研究中,这些参数就不适用了。适于此类及所有其他类型研究的参数是基于可能性的(不同于以上所有基于概率或风险的参数)。

## 比值比

　　我们经常说英格兰队赢得板球比赛发生的概率之比为 1∶4。这是什么意思? 它的意思是:如果有一次赢的机会,就有 4 次输的机会,换句话说,有 1/5(20%)的机会赢,4/5(80%)的机会输掉。机会就是概率。1:4 的比率意味着 20% 获胜的概率和 80% 输球的概率。因此,比率就像硬币的两面——赢与输,死亡与生存,进步与衰退。1:4 的比率等于 1/4,即 0.25 或 25%。你可以看到 25% 的胜率意味着 20% 的获胜概率。你不必担心这种相互关系。你需要记住的是,比率表达式要求硬币的一边( 比如赢)的概率是分母,而硬币另一面的概率( 在我们的例子中输)是分子。

举一个例子。比如说治疗组中 20% 的患者死亡,这意味着治疗组有 80% 存活。那么,在治疗组中死亡的概率是多少呢? 请记住,用比率表示,我们必须把死亡的机会( 概率)做分子,也就是 20%,把存活的机会做分母,也就是 80%。因此比率为 20% / 80%(用小数表示为 0.2 / 0.8 )。这等于 1 / 4。

现在,比如说对照组中有 25% 的患者死亡,这意味着 75% 活了下来。所以,对照组的死亡比率是 25%/ 75%( 或 0.25 / 0.75 )= 1/3。

因此,通常治疗组中死亡概率( 或任何不良事件)作为分子,安慰剂组死亡概率作分母,这样形成的比值比等式是 1/4/1/3 = 1/4 ÷ 1/3 = 1/4 × 3/1 = 3/4 = 0.75( 或 75% ),因此表示疗效的一个参数是比值比 = 0.75( = 75% )。其次是 OR,可以解释为"剩余概率"。因此,剩余几率是 75%。而减少概率是( 100-75 )%= 25%。

# 小结

在我们的例子中,疗效可以用以下几种方式表示:
( 1 )死亡风险从 25% 下降到 20%。
( 2 )率差或绝对危险降低率为 -5%( 5/100 )。
( 3 )NNT 是 100/5,即 20。
( 4 )危险比或相对危险率 = 20%/ 25%= 0.8 或 80%。
( 5 )相对危险降低率 = 20%。
( 6 )比值比 = 0.75 或 75%。
( 7 )概率减少为 25%。
如果你是药品生产商,最优选的参数是什么? 当然是概率减少

25%。你的第二选择是什么？相对危险度减少率 20%。两者都是相对于对照组中的概率或风险（以 100% 为基准），分别减少 25% 或 20%。 实际上，疗效有多大的不同呢？只有 5%。NNT 很好地捕捉到了这一点，即需要治疗 20 人，以防止额外死亡。 从技术上讲，这些都是正确的参数，每个参数都能从一个角度反映疗效。

# 为什么有这么多疗效数据呢（相对优缺点）?

不同的人可能会以不同的目的和不同的方式看待相同的结果。我相信你在关于患者的研究结果中看过很多次。这有一个疑似出血性卒中患者的脑部 CT。急诊医生看 CT 片，是想知道这个 CT 结果是否证实了他的怀疑。如果是的话，他把这个病例移交给神经科医生。神经科医生看 CT 片来确定该部位是否是典型的高血压出血部位，并计算血肿体积，以告知患者或其亲属他的预后。如果他认为仅靠药物治疗预后并不好，那么他就会把这个病例移交给一个神经外科医生，神经外科医生试图判断血肿是否可以手术，或者在这次血肿手术中有哪些益处与风险（还有很多其他的问题，但我们只用上述例子来说明）。同样，一项研究的结果有很多用户。当他看到结果时，每个用户的意识里都有一个不同的目的。

让我们来看一项"脑卒中病房"与"普通内科病房"在卒中治疗中的比较研究。怀有不同目的的用户会看到很多种结果。

（1）医院管理部门希望了解脑卒中病房与目前普通内科病房卒中患者的治疗方案的成本效益比较。

（2）医生想知道它能给患者带来多大的好处。 他看到过不同类型的患者。有些患者年轻，风险因素少，轻度卒中，有 2% 的机构化风险。有些患者年纪大，有很多危险因素，重度卒中（比如说）有 90% 的死亡或依赖风险。 医生想知道每种类型的患者得到的益处。

因此，我们需要的疗效参数是：

（1）是否容易理解。

（2）提供一些关于成本效益的建议。

（3）是否适用于各类患者。

（4）无论测量出不利的（例如死亡）结果，还是有利的（例如生存）结果，都表达相同的理念。

# 治疗所需病例数（NNT）

比如说一项研究结果显示，在普通内科病房（以下称"病房"）治疗的卒中患者中有 50% 的制度化风险，而在脑卒中病房治疗组中只有 25% 死亡。因此，脑卒中病房的差异为 -25%（25%-50%），NNT 为 4。这意味着 4 名患者需要在脑卒中病房治疗，以避免一个卒中患者的制度化风险。

医院管理者计算出脑卒中病房将花费多少钱。如果平均是 5000 美元，他可以很容易地看到需要花费 2 万美元来防止一个机构化风险。他可以很容易地比较机构化风险和脑卒中病房治疗的成本，并做出决定。因此，NNT 的优点之一就是它提供了一个关于成本效益的权宜之计。

它还有另一个优点。当我们处理非常低频度的结果时，这个优点会凸显出来。例如，7 年的乳房 X 线摄影计划将乳腺癌死亡的发病率从 0.08% 降至 0.02%，相差 0.06%。NNT 竟然是 1666。这意味着 1666 名女士需要定期乳房 X 线检查 7 年，以防止一例乳腺癌死亡。你可能会发现，这比 0.06% 的差异更容易理解。因此，NNT 有助于将一个小数转换为一个整数，这个整数可以很容易理解，也可以一目了然（节省你的口舌）。因此，NNT 的两个优点是：

（1）提供简单的方法了解成本效益。

（2）决策者和医生更容易理解。

但 NNT 也有缺点：

（1）例如，如果你正在与患者沟通，并且说，4 个患者需要治疗以挽救另一个患者，患者可能会问：我可能是其中一个获救的，还是 3 名死者中的一个？换句话说，这很难向单个患者来解释。

# 率差(RD)或绝对危险降低率(ARR)

率差有 3 个优点:

(1)易于计算和解释:你只需要做减法;RD 告诉你干预能产生多大的差异。

(2)它是对称的,也就是说,无论你衡量的是有利还是不利的结果,都有相同的影响。在卒中的例子中,如果你测量了像"回家"这样的有利结果,差异仍然会是一样的。50%"病房"组的人回家,卒中组有 75% 的人回家,这一组的差异是 25%,与之前的相同。

(3)有助于计算 NNT。

(4)RD 的第四个优点是,即使任何组别中没有患者得到令人感兴趣的结果,也可以计算出它的可信区间。例如,任何组别都没有患者死亡(本书不需要详细说明)。

但是,它有一些缺点:

(1)有时,它数值太小,不容易一目了然和解释(例如,上面的乳房 X 线摄影的例子)。

(2)不适用于所有类型的患者。比如两名急性卒中患者,一个轻度,一个重度。你可能认为(尽管这是不正确的),严重患者的死亡/机构化风险将降至 65%(90-25),但轻度患者又如何呢?因此他的风险是 2%。当总风险为 2% 时,脑卒中病房如何产生 25% 的差值。这说明从研究数据中使用 RD(或 ARR)是困难的(然而,RR 在这两种情况下同样适用——见下文)。

# 危险比率或相对危险度(RR)

它的优点是适用于各类患者。例如,在卒中示例中,RR 为 25%/50% = 0.5(= 50%)。这意味着脑卒中病房患者的治疗风险是普通内科病房的 50%。因此,在重症病例中,脑卒中病房治疗的比例为 45%(90 的一半),而在轻度病例中则为 1%(2% 的一半)。RR 两个都适用。

然而，RR 的缺点是它不对称。以上你已经看到了脑卒中病房将不利风险减半。如果你在这里测量到有利的结果（比如"回家"），那么它的比率应该加倍，但并不是这样。脑卒中病房组有 75% 的人回家，在普通内科病房治疗组中有 50%，"回家"的 RR 是 75%/ 50%=1.5，而不是 2。你可能已经注意到的另一个缺点是，"回家"的风险这种说法听起来并不合适。回家是有利的结果，而危险度是一个相当复杂的概念，在与有利的结果相关联时听起来有些别扭。

总结一下，RR 的优点是：

（1）适用于各类患者。

（2）较比值比更容易解释。

其缺点是：

（1）不对称：如果实验组死亡危险度为 10%，对照组为 40%，则 RR = 0.25，即 RRR = 1-0.25 = 0.75，或者危险度降低率 75%。如果计算生存率，试验组的生存危险度为 90%，对照组为 60%；RR = 1.5，即生存相对危险度增加率 50%。你可以看到一个方法是 75%，另一个方法是 50%。这是不对称的。

（2）缺乏中立性：生存危险度听起来有些别扭。危险度听起来只适用于不利的结果，而不是有利的结果。所以这不是一个中立的概念。

（3）两个治疗组均无事件发生时，无法计算 RR 的可信区间，例如研究中两组均无死亡。

## 比值比

比值比的优点是：

（1）像 RR 一样，它适用于所有类型的患者，无论其危险度水平如何，无须治疗。

（2）这不是一个有倾向性的概念。它是中性的。回家的概率听起来与制度化或死亡的概率相称。就像赢或输的概率两者都可以接受一样。

（3）它是对称的。在卒中的例子中，"脑卒中病房"组的制度化比率为 50：50=1，而在"普通病房"组中，则是 75：25=3。脑卒中病房与普通病房的制度化比值比为 1/3。现在，我们来看看如果测量回家的比率会发生什么。脑卒中病房组为 50：50（=1），普通病房组为 25：75，或 1/3。因此，回家的比值比是 1÷（1/3）=1×（3/1）=3。因此，脑卒中病房的制度化概率是普通病房的 1/3。同样的，脑卒中病房组回家的概率是普通病房的 3 倍。对称是清楚的，不管你测量什么——有利的或不利的结果——它给人以同样的印象。

（4）OR 的第四个优点是，它可以作为校正分析最常见的一种形式（使用逻辑回归），而 RD 或 RR 不能。

（5）它有一定的数学特性，在一些统计计算时，使之成为一种受青睐的参数，包括 Meta 分析。

OR 的缺点是：

（1）对于卫生专业人员来说，它是一个难以理解和解释的概念。

（2）如果像 RR 那样解释，则会高估疗效。只有当对照组和实验组的事件是 10% 或更少或接近 1 时，RR 才会相似。

（3）像 RR 一样，无法计算在治疗组中出现零事件的情况。在这种情况下，只有 RD 可以计算出可信区间。

# 临床医生应该使用哪一种？

一般来说，RD、NNT、RR 和 RRR 都与治疗有关。如果实验组和对照组的事件发生率在 10% 或更少的情况下，OR 可以被视为 RR。否则，就可以用公式（可在互联网上获得）将 OR 转换成 RR 或 NNT。

## 延展阅读

Guyatt G, Rennie D, editors. User's guides to the medical literature: a manual for evidence-based clinical practice. Chicago: AMA Press; 2002. (www.ama-assn.org).

Laupacis A, Sackett DL, Roberts RS. An assessment of clinically useful measures of the consequences of treatment. N Engl J Med. 1988;318:1728–33.

Malenka DJ, Baron JA, Johansen S, Wahrenberger JW, Ross JM. The framing effect of relative and absolute risk. J Gen Intern Med. 1993;8:543–8.

Naylor CD, Chen E, Strauss B. Measured enthusiasm : does the method of reporting trial results alter perceptions of therapeutic effectiveness? Ann Intern Med. 1992;117:916–21.

Peto R, et al. Design and analysis of randomized clinical trials requiring prolonged observation of each patient. II. Analysis and examples. Br J Cancer. 1977;35:1–39.

# 第七章　诊断试验:基本概念

## 临床诊断过程

　　临床诊断有时是现场诊断。但更多是医生的认知模式与概率思维。通常,做出诊断是从高或低的概率推断出可能性。根据病史和身体检查我们推断出一个或更多的可能性。我们认为有些情况可能性更大,同时有些情况可能不得不被排除掉。我们进行诊断试验,将可能概率提高到接近95%或更高,并降低"排除"概率,使其接近"零"或小于5%。因此,诊断试验的作用是增加或减少(就是修正)所考虑疾病的概率。在进行诊断试验前,我们考虑一个疾病的概率(称为"预测概率")应在试验后发生显著变化,试验后得到的结果称为"验后概率"。预测概率通常是基于病史和身体检查。事实上,它是经过几次修正发展而来,从第一个症状和变化的可能性开始,随着病史和身体检查中出现的新发现,概率也随之改变。例如,一旦患者主诉持续2小时的胸痛(没有创伤史),我们就会想到某些可能性——如急性心肌梗死(MI),心包炎,肺炎,胸膜炎和主动脉夹层。看他的年龄,大概,60岁,考虑到频率,我们认为心肌梗死的可能性更大。我们询问患者疼痛的特征(发作时间,性质,放射痛等)和危险因素(如糖尿病,高血压,吸烟,高脂血症),并据此修正心肌梗死的概率达到一个高值(约60%)。然后我们做一些试验,如心电图和血清肌酸磷酸激酶或Trop-T。每个测试后进一步修正概率。如果血清肌酸激酶(CK)和心电图ECG变化是正常值,概率可能不会变化很大,但如果ECG显示ST-T变化,概率上升,如果CK也比正常值升高2倍,则概率为近99%~100%,诊断得到确认。在这种情况下,试验将60%的预测概率修正为99%~100%的验后概率。该示例说明诊断试验的作用是修正鉴别诊断中正在考虑疾病的预测概率(表7.1)。

表 7.1 诊断步骤(概率法)

| 步骤 | 诊断过程 |
| --- | --- |
| 1 | 收集初始资料(病史或检查) |
| 2 | 产生可能性 |
| 3 | 将概率附加到每个可能性 |
| 4 | 收集更多信息 |
| 5 | 修正概率 |
| 6 | 执行诊断试验 |
| 7 | 将概率进一步调整到有助于决策的水平 |

诊断试验的作用是修正疾病的预测概率到验后概率。

# 二分法和多级结果

是什么修正了预测概率? 试验结果。试验结果可能有许多形式,有时它们是血沉(ESR)这样的数据; 有时是多个级别,如强阳性、中度阳性、轻度或临界正负值或阴性。即使用数字表示结果,大多时候我们也会在脑海中将其转化为多个级别:非常高,高,临界高,正常,临界低,非常低等。这两种形式都可称为"多级结果"。有些时候,结果表示为正和负,称为二分法结果。无论结果如何表达,只有当他们将预测概率修正到验后概率时才有用,才有助于我们做出下一步的决定,例如在治疗中(即有助于超越治疗阈值)。试验的有用性取决于其结果能否有助于治疗决策。试验与其结果一样好。每种类型的试验结果都需要评估,无论是强阳性,中度阳性还是阴性。即便其中有一个结果是有用的,试验就可能被认为是有用的。

# 关于验前概率、验后概率和预测值

让我们从一个事情分析开始,你想开发一部超声鉴定胎儿性别的便携设备。你遇到两个超声波技师,他们声称能够几乎准确无误地确定妊娠期 14 周的胎儿性别。你们讨论并决定进行一项研究开发这个设备。你们购置了一台最先进的超声仪,它可拍出胎儿的三维图像。超声检查是一种依赖操作者技术的工作。首先,你要建立超声技师的一致性——检查员和检查员之间保持一致。相同的患者由同一个检查人员(不考虑他的专业知识)进行了两次检查,另一些人则由两个检查员分别单独进行检查。审查检查员和检查员的一致性,然后决定他们是可接受的。

表 7.2　超声预测男性胎儿的准确性

| | 实际出生 | | 验后概率 | |
|---|---|---|---|---|
| | 男 | 女 | 男(%) | 女(%) |
| 试验结果预测:男 210 | 189 | 21 | 90 | 10 |

下一个问题是如何检验结果的正确性。很显然,超声报告必须与出生时的最终诊断进行比较。在 400 个连续出生婴儿中,验证了超声诊断结果。让我们看看结果,在看结果之前,先想一会儿。假设超声预测男性正确率为 60%,女性为 65%。你觉得这个结果好吗?当然不好。如果没有任何测试,你猜男婴的出生概率是多少? 男婴 50%,女婴 50%。因此,在测试后,如果概率变成 60% 或 65%,这是不可以接受的,因为任何基于这种预测偏差,传递给患者是错误的。验后概率(比如 90%~99%)比试验前的概率(50%)要多得多。试验前的概率称之为"验前概率",试验后的结果称之为"验后概率"。一个很好的试验应该给出好的结果。那些修改好的预测概率结果,达到正确决定程度的信息可以给患者。

在我们的事情分析中,有两个验前概率。一个为男性,一个为女性,在这种情况下,两者都是50%。让我们看看基于试验结果超声检查能预测到什么。他的预测可能是男孩或女孩。但是,预测不能100%正确。你需要知道他的男性预测正确率是多少,同样的,对女性预测正确的是多少。让我们来逐一分析一下。假设在400名怀孕妇女中,他预测210人是男婴,其中189人出生后是正确的(表7.2)。因此,他的"男性"预测正确的百分比是多少呢? 189/210=0.9=90%。这意味着,在接下来的患者中,如果他预测是男婴,那么男婴的概率约为90%。这是验后概率。但剩下的10%会怎样呢。超声检查预测是男婴,但实际上,他们出生后被证明是女婴。因此,如果预测是男婴,那么男婴的验后概率为90%,女性的验后概率为10%。现在让我们看看"女婴"预测到底发生了什么。190名预测女婴中,179名是正确的。因此,女婴预测正确的百分比是多少呢? 179/190=0.94=94%。在接下来的患者中,如果他预测为女婴,女婴的概率(测后)约为94%。再来一次,如果美国预测女婴,6%是男婴的验后概率。因此,如果试验预测是女婴,则女婴的验后概率为94%,男婴的验后概率为6%(表7.3)。

结合表7.2和7.3,并将"出生"检查称为金标准,结果给我们一个完整的表(表7.4)。

**表 7.3 超声预测女性胎儿的准确性**

|  | 实际出生 | | 试验后概率 | |
|---|---|---|---|---|
|  | 女 | 男 | 男(%) | 女(%) |
| 测试结果预测：女 190 | 179 | 11 | 6 | 94 |

**表 7.4 超声预测胎儿性别精度表(2×2表)**

|  |  | 金标准结果(实际) | | 验后概率 | |
|---|---|---|---|---|---|
|  |  | 男 | 女 | 男(%) | 女(%) |
| 检测结果 | 男 210 | 189 | 21 | 90 | 10 |
|  | 女 190 | 11 | 179 | 6 | 94 |

因此,你可以看到 4 个验后概率,但如果我们知道任何一个男性或女性的验后概率,则第二个验后概率可能就很容易推导出来。你还可以看到,它们实际上是每个试验预测的正确性,只有在正确的情况下,这些预测才有价值。它们也被称为"预测值"。由于临床检查通常报告为阳性或阴性,因此有"阳性"预测值和"阴性"预测值。如果你把男性当作"阳性"女性为"阴性",测试结果阳性的男性(预测男性)验后概率将称之为"阳性预测值",测试结果为阴性(预测女性)的女性验后概率称之为"阴性预测值"。这就是在这种情况下我们需要了解的试验。在实践中,我们使用试验的所有必要信息,只是我们可能会注意这些数据存在一定的误差(关于误差范围更多的讨论,请参见第四章有关可信区间的部分)。

你可能会问,什么是敏感性和特异性? 其实,在这个情况下,你并不需要它们。你需要知道的是预测的正确性或是你的超声检查预测值。如果你知道,当超声检查是男婴时,那么就有 90% 的概率是男性,同样的,如果超声检查是女婴,那么就有 94% 的概率会是女婴,那么你就得到了所有必要的可用信息。使用这些信息时重要的是预测值,而不是敏感性或特异性。 但这是因为这个例子是独一无二的。在世界各地的所有医院中,所有人群的预测概率(有时也称为"流行率")为男性 50%(或女性 50%)。 但是,从此地到彼地疾病患病率是变化的,甚至从一个医院里的人群到另一个人群。 当这种情况发生时,预测值会显著变化,您需要一些在人群中相对稳定的东西,这就是敏感性和特异性的作用所在。 下一节将对此进行进一步讨论。

# 敏感性和特异性

让我们从一个故事开始。一位急诊主任担心对急性阑尾炎患者可能存在过度诊疗。许多急诊手术患者被发现有正常的阑尾。在过去的 3 年里,每年只有 20% 疑似阑尾炎的患者在病理检查时发现阑尾发炎。[ 这 20% 被称为医院急症部门的疾病"发病率"——可能用到的另一个术语是人群疾病的验前概率,用于急诊和疑似阑尾炎患者。值得注意的是,不要把流行这一术语的用法,与流行病学家定义的"流行"混为一谈,它通常所指的是社区流行。为了避免混淆,我更倾向于使用预测概率(疾病)]。

他想为所有疑似急性阑尾炎患者做腹部 CT,但是没有实现。但他遇到了一位超声医师,正在寻求工作,声称他可以根据需要进行超声波检查,并能很好地预测阑尾炎症与正常阑尾的状态。主任雇用他一年,条件是他将评估此前 200 例疑似急性阑尾炎病例的表现,然后决定他未来的合同。在此期间,基于临床诊断的急诊阑尾切除术的现行规范还将沿用。他还决定在这段时间将他的报告保密。

他让一位住院医师收集他所有的病例报告,将阳性和阴性病例分开,并与病理报告一致,告诉他超声检查阳性预测有多少是正确的,多少阴性预测是正确的。一年过去了。住院医师准备了一份报告(见表 7.5):X 先生(超声检查)报告 28 位阳性(即预测有阑尾炎),其中 25 例证实是正确的(意味着得病),即 89%,172 名报告为阴性(预测无阑尾炎)157 名证实是正确的(没有得病),即 91%。主任很高兴,他指出,如果超声检查是阳性,疾病的概率是 25/28,即 89%,如果测试为阴性,疾病的概率为 15/172,即 9%。从(疾病存在)20% 的验前概率,阳性试验结果使其达到 89%,阴性试验结果使其达到 9%。请注意,这些是疾病存在的验后概率,如果检测结果是阳性,则"无疾病"的验后概率为 11%,如果检测结果是阴性,则为验后概率为 91%。(如果检测结果为阴性,则"无疾病"的验后概率也称为"阴性预测值"。)他得出结论,超声检查的结果可能是有价值的,其更大的意义在于减少不必要的阑尾切除术。他对阴性预测的正确性非常满意,他认为这将是很有价值的,因为它们是非常正确的。他称之为

表 7.5 假设研究中超声诊断阑尾炎的准确性(2×2 表)

| | 总数 | 疾病阳性 | 疾病阴性 |
| --- | --- | --- | --- |
| 超声检查阳性(+) | 28 | 25(89%) | 3(11%) |
| 超声检查阴性(−) | 172 | 15(9%) | 157(91%) |

"阴性预测正确性",但方法学专家则称之为"阴性预测值"。那么什么是阴性预测值(NPV),它是正确的阴性试验结果(或阴性预测)。同样,他称为"阳性测试结果的正确性"(阳性预测正确性)方法学专家称其为阳性预测值(PPV)。

表 7.6　敏感性、特异性和预测值的定义

| 试验结果的正确性(%) | 试验(预测)阳性(T+) | 阳性预测值 |
|---|---|---|
| | 试验(预测)阴性(T-) | 阴性预测值 |
| | (检出)患病(D+) | 敏感性 |
| | (检出)非患病(D-) | 特异性 |

　　主任决定长期录用他,但同时他(主任)接受了一份儿科中心的工作。主任决定在儿科中心雇佣他。有一天,在晚宴上,这个主任正在向病理科主任讲述整个故事,并告诉他对超声医师的印象如何,他打算在儿科中心录用他。病理学家饶有兴趣地听了他的话说:"这很有意思,但要小心。他精准的预测在儿科中心未必是件好事。"外科医生问,"为什么?"病理学家说:"因为阳性预测正确性(或 PPV)和阴性预测正确性(或 NPV)取决于人群的疾病频率。由于急性阑尾炎在儿童中更为普遍,所以阴性预测的正确性可能会改变。"外科医生问道,"我们如何才能找到这个结果呢?"病理学家说,"你需要找出超声检查阑尾发炎(患病)和正常(非患病)阑尾的检出率"。你让你的住院医师带上所有资料来找我,我会告诉他。他统计了患病阑尾的总数(40),还有超声检查检出了多少。40 人中有 25 人被检出。同样非患病者(172)只有 157 人被检出,他说,患病的正确检出率(%)称为敏感性,"非患病"的正确检出率称为特异性。因此,换句话说,敏感性为 62%,特异性为 91%(表 7.6)。

　　阳性测试结果正确的频率是多少?　=阳性预测值
　　阴性测试结果正确的频率是多少?　=阴性预测值

"患病"正确检出的频率是多少？＝敏感性

"非患病"正确检出的频率是多少？＝特异性

这种敏感性和特异性在人群中保持相对稳定（意味着"不变"），而不是预测值的正确性。认可这个概念，你可以看到同样的测试在不同人群中有不同患病频率，不同的正确预测。

因此，要确定试验在新环境下表现如何，你需要了解病情或患病率（预测概率）并应用敏感性和特异性。然后重新计算验后概率（预测值）。（快捷方法是用似然比和列线图从"疾病存在"的验前概率来确定验后概率，见下一节。）

因此，如果新设置中的预测概率为80%，则会有160例此病患者。其中62%将被检出，即99例患者而不是61例。同样的"非患病者"40例，91%，即39例被检出，1例未检出。

**表7.7 疾病**

| | | 疾病诊断的金标准 | | |
| --- | --- | --- | --- | --- |
| | | 表现 | 不存在 | 总计 |
| 超声检查 | 阳性(＋) | 99 | 1 | 100 |
| | 阴性(－) | 61 | 39 | 100 |
| | 总计 | 160 | 40 | 200 |

如表7.7所示。现在，你可以看到100个阴性测试结果中，只有39个是真正的阴性，即超声检查漏掉了很多的阑尾炎患者，因此造成了一场灾难。超声医师在一个环境下给人的印象不适用于另一个环境。该主任悄悄地撤回了他的决定。

那么，教训是什么呢？要始终保持你的实际设置（验前概率），同时接受诊断试验特征，重新估算你的设置或患者测试的表现（验后概率），并判断试验是否足够好，试验的性能就是敏感性、特异性或似然比，你可以从一种设置转换成另一种设置（见第八章）。

总而言之，有很多方法来描述诊断试验或其结果的性能：敏感性、特异性、预测值和似然比。由于疾病的验前概率(患病率)存在差异,因此不能从研究中提取验后概率或预测值,并将其应用于患者或实践。敏感性、特异性或似然比在不同环境中相对比较稳定,因此可以从一项研究中获取并应用于你的实践或患者,但你仍然需要确定的是给出试验结果的验后概率,并记住相关的验前概率。理论上有 4 个验后概率,只要有两个即可预测另外两个。当试验结果为阳性时,明确记住阳性预测值为患病(D+)验后概率是有用的,而当试验结果为阴性时,阴性预测值为无病的验后概率(D-)。实际上,我们通常只提及患病验后概率(D+)。

## 延展阅读

Guyatt G, Rennie D, editors. User's guides to the medical literature: a manual for evidence-based clinical practice. Chicago: AMA Press; 2002. (www.ama-assn.org).

Hlatky MA, Pryor DB, Harrell FE. Factors affecting sensitivity and specificity of exercise electro-cardiography. Am J Med. 1984;77:64–71.

Sox HC, Hickam DH, Marton KI, et al. Using the patient's history to estimate the probability of coronary artery disease: a comparison of primary care and referral practices. Am J Med. 1990;89:7–14.

# 第八章　诊断试验:有效性评价

## 有效性评价(信息是否有效?)

有效性是数据不受偏倚影响的程度。偏倚可能发生在标本选择或数据测量时;因此,你必须问是否:

1. 避免选择偏倚(样本选择是否合适?)

(1)需要新的诊断试验(或新的诊断方法)的患者是否有适宜的范围?

(2)是否选择了无偏倚的方式(例如病例标准的连贯性)?

2. 避免测量偏倚:

(1)是否与适当的金标准进行比较?

(2)盲法测量:那些实施和报告"金标准"的人不知道试验结果,反之亦然。

(3)没有遗漏数据:每个参加试验的人都进行金标准检测了吗(无验证偏倚)?

## Q1. 样本选择是否合适?

(1)需要进行新的诊断试验(或方法)的患者是否在适宜的范围内?

您需要一种新的诊断试验来鉴别与之症状相似的其他疾病(早期和晚期)。

(2)以无偏倚方式选择:研究应包括具有连贯性的入选标准和共同症状和体征的符合标准的病例和非病例。

## 1A. 为什么问这个问题?

有许多研究包括复杂病例和无症状的志愿者。这样的研究不能告诉你试验是否有用。你可能不需要用一个试验来区分复杂病例与正常人。你需要试验来区分病态肥胖与正常体重吗？可能不会,用你的眼睛就会一目了然。你要知道患者试验的表现通常与你想要诊断的疾病(也称为"目标疾病")相混淆。但是,你会遇到许多复杂病例和正常对照组的研究。这样,研究可以告诉你试验是否有用。如果试验结果并不像你的眼睛看到的一样,显然试验是没用的。研究人员经常在试验的某些阶段进行此类研究。这些研究不能告诉你在临床实践中试验的性能。

## 1B. 如何回答这个问题?

阅读本文的方法部分,找出研究中纳入患者的标准。确定患者是否有代表性:①需要进行新试验的疾病谱;②通常与待诊疾病相混淆的疾病(目标疾病)。

## 1C. 如何解释答案?

如果只有一套资格(入选)标准,并涵盖了病例和非病例两种情况,那么患者很可能会患上常见的混淆疾病。有时,作者没有提及入选标准,但提出了病例和非病例的最终诊断标准。在这样的论文中,你必须判断在临床实践中,病例与非病例之间是否存在混淆,以及是否需要进行试验以将两者区分开来。

# Q2. 是否与适当的金标准比较?

适合的金标准是"无差错"的,是与评估试验相对独立的(不同的或独立的)。

## 2A. 为什么问这个问题?

评估试验结果正确性的唯一方法是与某些从未错过的东西进行比较。这个东西叫作参考标准或金标准。这意味着金标准永远不会是假阳性或假阴性。它是 100% 敏感的和 100% 特异的。不过这样一个理想的"金标准"几乎是不存在的。作为一个合格的金标准,你可能不得不接受一些不太理想的东西。金标准的目的是告诉你事实——当试验完成时,告诉你患者是否患有这种疾病。有时作者使用多个"金标准"来了解在试验时患者是否患有该疾病。例如,如果你正在评估运动心电图,你可以使用冠状动脉造影术来对运动试验阳性进行检测,并且只对运动试验阴性结果进行随访。如果在 5 年随访中他们没有出现任何提示冠状动脉疾病的症状,你可以断定,他们在运动试验时没有患病,因此,试验是真的阴性。

金标准可能出错的一种情况是试验是其中的一部分。例如,如果你正在评估心肌酶用于诊断心肌梗死,并使用世界卫生组织的标准作为金标准,其中包括心肌酶作为标准的一部分,那么就会有问题。即使心肌酶是不正确的,你也可能把它们当作正确的。因为世界卫生组织的标准包括它们,这样的金标准不被视为"独立"的,或有别于(区别)试验的。当这种情况发生时,你会对试验结果过于乐观。所以你应该询问,金标准是否独立于试验。举一个独立金标准的例子,锝扫描用于急性心肌梗死的诊断,因为它不依赖于心肌酶诊断心肌梗死。同样,对于脑损伤的 MR 与 CT 比较,MR 是独立于 CT 的。

## 2B. 如何回答这个问题?

你需要仔细阅读并找出论文中使用了什么金标准。根据你对该主题的了解,判断它(它们)是否合理,以及它们是否独立于试验结果。

## 2C. 如何解释答案?

如果金标准是不合理的,那么结果是不可信的。那将高估或低估试验特性。如果金标准不是独立于试验结果,即试验是金标准的一部分,那么就会高估试验的敏感性和特异性。这种高估的程度取决于测试结果与金标准重叠(依赖)的程度。

# Q3. 那些实施或报告"金标准"的人是否知道试验结果?

试验是一个正在评估的试验,其正确性是通过与"金标准"进行比较来确定的,从而给出明确的诊断。

## 3A. 为什么问这个问题?

作为临床医生,在听诊时曾发现患者呼吸音异常,胸部 CT 后发现胸腔积液;如果超声显示肾脏有结石,他们会在腹部 X 线片中找到相应的不透明阴影。

同样,如果一个病理学家知道患者尿液中有本周蛋白,或血清电泳中有 M-spike 时,那么他们可能就会过度解释骨髓活检的结果。因此,对试验结果的了解可能会对金标准的解释引入有意识或潜意识的偏见,反之亦然。

有时,这个问题是不相关的,例如,如果试验结果在金标准的结果之后,或两者都没有主观错误的影响。

## 3B. 如何回答这个问题?

文章的作者会在方法学部分写出那些实施金标准或做试验的人不知道的其他结果。如果他们不写,你必须通过阅读方法来确定,是否做试验能知道金标准的结果，或如果他们知道试验结果，实施 / 报告金标准可能在结果中引入有意识或潜意识的偏倚。

### 3C. 如何解释答案？

在金标准报告中，由于对试验结果的了解而有可能产生偏倚，或者反之亦然，那么研究的有效性就会受到影响。折中的程度取决于偏倚的程度，你必须从你对条件和试验的了解来判断。

# Q4. 每个参加试验的人也都有金标准（无验证偏倚）吗？

金标准是为了验证正在评价的试验结果。通过比较两个结果，我们知道试验的真阳性、假阳性、真阴性和假阴性。理想情况下，所有患者都应该同时进行试验和金标准检测。

### 4A. 为什么问这个问题？

金标准试验通常是侵入性的和（或）价格昂贵。当评估阴性试验结果时，临床医生不愿执行金标准。例如，如果你正在评估运动心电图检查，你可能不喜欢为那些运动试验阴性的人做冠脉血管造影。同样的，如果肺通气灌注扫描为阴性，你可能不愿再做肺血管造影，而肺血管造影正是肺栓塞的"金标准"。

但是如何验证阴性试验结果呢？他们可能是假阴性。一些研究人员随访了患者一段时间（没有特定的治疗）。如果患者没有发展成直接或间接的疾病症状，则将其视为真阴性，否则为假阴性。如果没有随访或任何其他方式来验证阴性结果，该研究就存在验证偏倚（有一些统计方法可以纠正这种偏倚，但是它们超出了本书的范围）。

## 4B. 如何回答这个问题?

本文的结果部分给出了接受试验和金标准的患者人数。如果所有接受试验的人都在金标准控制下,那就没有问题了。可以使用一个以上的金标准,例如,血管造影和随访。如果两者可以接受的话,也是没有问题的。如果有些患者没有经过金标准试验,没有进行随访或参照另一个金标准,那么可能会有问题。你需要查明这个结果是否仍然真实(见下文)。

## 4C. 如何解释答案?

查明结果是否仍然有效的一种方法如下:

患者人数,试验结果为阴性但无金标准(意味着无验证),可以假定为假阴性,并且可能要重新计算试验特性。如果仍然可以接受,那么尽管验证有偏差,结果还可能被认为是有效的。然而,如果试验特性变得不可接受,那么结果的有效性会受到影响。

上述假阴性假设是极端的,不太可能是真实的,但如果一项研究通过了这个极端假设,那么结果就很可靠。否则,你不知道结果是否真实。你就会怀疑结果的真实性。

# 结果评估:什么是信息?

在本节中,你需要知道是否有任何试验结果可能有助于判断或排除相关的疾病,详见下一章(见第九章)。

# 适用性评估

## 试验在我的临床环境中是否适用和可重复吗?

试验适用性不仅包括所需试验,所需的设备和试剂,还包括人力资源(例如技术人员和专家)。如果可用的话,下一个问题是,当在稳定的患者中重复这个试验时,他们能否重现相同的结果?

## 我的实践中的患者是否与研究中的患者相似?

你需要考虑在你的实践中疾病的严重程度和鉴别诊断条件,是否与研究中的相似。否则,尽管你还仍然可以使用它们,试验参数[敏感性,特异性,似然比(LR)]可能不太适用。

## 结果会改变我的管理吗?

这是一个非常重要的问题。你知道你设置中的验前概率。你知道试验结果的 LR,并确定验后概率,然后思考这些是否可能改变你的决断。如果试验结果,即使只有一个,很可能会改变你的管理,那么这个试验也是有帮助的。

## 患者会因试验变得更好吗?

仅仅说试验结果会改变你的管理是不够的。你需要考虑的是,是否因为这种改变使你的患者可能更好。更好可能意味着更好地恢复健康,更早地出院回家,更少的不便,早日恢复工作,甚至更少的费用。那么,不管有什么好处,这个试验值得付出这样的代价和风险?

# 应用

像往常一样,首先评估患者的病史和身体检查并确定疾病的预测概率,然后进行诊断试验并得到结果。与结果相关的似然比会将预测概率转换为验后概率。在此基础上,决定是否治疗并做另一个试验,或排除这种可能性。如果排除,请考虑其他诊断试验(参见第十二章中的例子)。

## 延展阅读

Bates SE. Clinical applications of serum tumor markers. Ann Intern Med. 1991;115:623–38.

Begg CB, Greenes RA. Assessment of diagnostic tests when disease verification is subject to selection bias. Biometrics. 1983;39:207–15.

Catalona WJ, et al. Measurement of prostate-specific antigen in serum as a screening test for prostate cancer. N Engl J Med. 1991;324:1156–61.

Choi BC. Sensitivity and specificity of a single diagnostic test in the presence of work-up bias. J Clin Epidemiol. 1992;45:581–6.

Fletcher RH. Carcinoembryonic antigen. Ann Intern Med. 1986;104:66–73.

Gray R, Begg CB, Greenes RA. Construction of receiver operating characteristic curves when disease verification is subject to selection bias. Med Decis Making. 1984;4:151–64.

Grinder PF, Mayewski RJ, Mushlin AI, Greenland P. Selection and interpretation of diagnostic tests and procedure. Principles and applications. Ann Intern Med. 1981;94:557–600.

Guyatt GH, Tugwell PX, Feeny DH, Haynes RB, Drummond M. A framework for clinical evaluation of diagnostic technologies. CMAJ. 1986;134:587–94.

Guyatt G, Rennie D, editors. User's guides to the medical literature: a manual for evidence-based clinical practice. Chicago: AMA Press; 2002. www.ama-assn.org.

Lijmer JG, Mol BW, Heisterkamp S, et al. Empirical evidence of design-related bias in studies of diagnostic tests. JAMA. 1999;282:1061–6.

Ransohoff DF, Feinstein AR. Problems of spectrum and bias in evaluating the efficacy of diagnostic tests. N Engl J Med. 1978;299:926–30.

Sheps SB, Schechter MT. The assessment of diagnostic tests. A survey of current medical research. JAMA. 1984;104:60–6.

Voss JD. Prostate cancer, screening, and prostate-specific antigen: promise or peril? J Gen Intern Med. 1994;9:468–74.

Wasson JH, Sox Jr HC, Neff RK, Goldman L. Clinical prediction rules, applications and methodological standards. N Engl J Med. 1985;313:793–9.

# 第九章 诊断试验:严格评价第二部分(解读结果)

## 两水平(二分变量)试验结果

阳性／阴性结果的试验:在二分变量研究中,通常使用两个指标(敏感性和特异性)体现真实性。真实性也可以只使用似然比一个指标(见后文)来体现。真实性指的是结果的正确程度。"敏感性"和"特异性"均是真实性指标。

敏感性指疾病患者中正确(阳性)结果的比例(或可能性)。如果阳性代表疾病的存在,敏感性也可以称为"真阳性"或"真阳性率"(但实际上是一种比例而非比率)。由真阳性的人数除以患病人数来确定。

$$敏感性 = \frac{真阳性的人数}{患病人数} \qquad (9.1)$$

特异性是未患病者中正确(阴性)结果的比例(或可能性)。如果未患病者中正确结果用"阴性"代表,则特异性也可称为"真阴性"或"真阴性率"。由真阴性的人数除以未患病人数来确定。

$$特异性 = \frac{真阳性的人数}{未患病人数} \qquad (9.2)$$

如果一项试验在高敏感性的同时具有高的特异性,则结果令人满意。但通常情况下,一项试验敏感性高,而特异性不高,或特异性高而敏感性不高,这种状况如何应对呢? 一项高敏感性的试验,即使特异性不高,如果能证明结果是"阴性"的,则能够帮助排除疾病。需要记住的是,我们使用"SnNOUT"记忆法。一项高敏感性(Sn)试验,如果结果为阴性(N),则疾病排除(OUT)。本文中的高敏感性通常指敏感性在 0.95(95%)和 100% 之间。

同样,高特异性的试验,即使敏感性不高,但如果结果是阳性的,则能帮助确诊该种疾病。需要记住的是,我们使用"SpPIN"记忆法。一项高特异性(Sp)的试验,如果结果为阳性(P),则疾病确诊(IN)。本文中,高特异性通常指特异性为 0.95 或更高。

如果一项试验既达不到 95% 的敏感性也达不到 95% 的特异性,而是 80% 的敏感性和 85% 的特异性,该如何处理呢? 它的价值该如何评估呢? 如果高敏感性试验是阳性结果或高特异性试验是阴性结果该如何应对呢? 需要记住的是如果试验显著改变了疾病的概率(从试验前到试验后)则是有价值的。我们所说的"显著"指的是什么呢? 这里的"显著"改变是指做出一项治疗决策或做另一项(可能更具创伤性)试验(从不确定期)的改变。这取决于试验前的概率。如果试验前的概率是 80%,则一项敏感性为 80%,特异性为 85%,且结果为阳性的试验,会产生 95% 的试验后概率。这种预期就总会促使新试验的启动,开展此种试验是有价值的。如何确定一项试验的结果是否(或多少)能够改变试验前的概率呢? 需要似然比这个试验参数来解释这个问题。

# 似然比

似然比是试验前概率和试验后概率的关联,可以通过一个获知另一个(验前到验后)。似然比(LR)是患病者(所研究疾病的患者)的似然性和未患病者(未患病者不一定意味着健康,代表着未患所研究的疾病)的似然性的比值。LR 能够告知患病者的某项试验结果与未患病者的该项试验结果相比较多(或少)多少倍,为了确定这个数值,显然需要比较患病者某项试验结果和未患病者同一项试验结果的似然比值。可以表示为:

$$LR = \frac{患病者某项试验结果的似然性（呈现疾病）}{患病者同一试验结果的似然性（未现疾病）}$$

用列线图法或公式法都很容易得到验后概率。Fagan[1] 的列线图有三条垂直线。需要在列线图代表验前概率的直线上标注一个点对应验前概率,并在代表似然比的直线上选择对应的试验结果似然比作为第二个点。连线这两个点并延长与列线图最右侧的直线相交,相交点即为该试验结果疾病发生的验后概率。也可以使用以下公式通过验前概率和似然比确定验后概率。

$$验后概率 = \frac{验前概率×LR}{1+验前概率×(LR-1)} \qquad (9.3)$$

例如,我们对 Guyatt 等 [2] 进行的老年人缺铁性贫血诊断研究进行探讨。首先会提出老年人诊断缺铁性贫血的血清中铁的水平应为多少的问题。Guyatt 等在研究中纳入了 235 名连续的老年贫血患者。在所有患者中获取血清铁和骨髓穿刺结果( 金标准 )。结果见表9.1.

可见,血清铁结果被分成 4 个亚组。一个亚组称为"层"( 复数的层 )。可以表示血清铁的结果在 4 个层中呈现,并进行似然比的计算。似然比总是用于一个试验结果( 并不是一项试验),由于将试验结果分成了 4 层,将分别为每一层计算似然比( 层特异性似然比),让我们重述似然比公式:

$$试验结果的LR = \frac{患病者某项试验结果的似然性}{未患病者同一试验结果的似然性}$$
$$= \frac{某项试验结果的患病者\%}{同一试验结果的未患病者\%}$$

血清铁水平的层特异性似然比( LR ):

$$≤18\,μg/L的似然性 = \frac{血清铁≤18\,μg/L的患病者比例}{血清铁≤18\,μg/L的未患病者比例}$$

所有患病者数量为 85。血清铁 ≤ 18 μg/L 的患病者数量 =47。
因此,血清铁 ≤ 18 μg/L 的患病者的比例为 47/85 × 100

未患病者（非铁缺乏）的总人数 =150

血清铁 ≤ 18 μg/L 的未患病者数量 =2

表 9.1 缺铁性贫血研究结果：血清铁 vs 骨髓穿刺结果（金标准）

| 血清铁水平（μg/L ） | 骨髓结果 | |
| --- | --- | --- |
| | 铁缺乏 | 非铁缺乏 |
| ≤ 18 | 47 | 2 |
| >18~45 | 23 | 13 |
| >45~100 | 7 | 27 |
| >100 | 8 | 108 |
| 合计 | 85 | 150 |

可得，血清铁 ≤ 18 μg/L 的未患病者的比例为 $2/150 \times 100$

$$\leqslant 18\mu g/L 的似然比 = \frac{\dfrac{47}{85}\times100}{\dfrac{2}{150}\times100} = 41.5$$

$$>18 \sim 45 的似然比 = \frac{\dfrac{23}{85}\times100}{\dfrac{13}{150}\times100} = 3.1$$

$$>45 \sim 100 的似然比 = \frac{\dfrac{7}{85}\times100}{\dfrac{27}{150}\times100} = 0.46$$

$$>100 的似然比 = \frac{\dfrac{8}{85}\times100}{\dfrac{108}{150}\times100} = 0.13$$

下面的问题是如何进行结果的解读。

# 似然比的结果解读:总体

似然比的意义是什么? 似然比表示一个给定的诊断试验结果可提高或降低所研究疾病验前概率的幅度。

似然比 =1.0 表示疾病的验后概率正好与验前概率相同。

似然比 >1.0 表示提高了疾病的验后概率;似然比比值越高,验后概率提高的幅度越大。

似然比 <1.0 表示疾病的验后概率降低;似然比比值越低,则降低的幅度越大。

10 000 的似然比能够确诊疾病,即使验前概率 <1 %。同样,0.000 1 的似然比能够排除疾病,即使验前概率是 99%。

一个概括性的粗略指南对似然比进行以下解读:

• 似然比 >10 或 <0.1 通常能够使验前概率到验后概率发生实质性变化,能够很明确地制订下一步决策。

• 似然比介于 5~10 和 0.1~0.2 会使验前概率到验后概率发生中等程度及通常决定性的变化。

• 似然比介于 2~5 和 0.5~0.2 会使验前概率到验后概率发生小幅但很少是重要的变化。

• 似然比介于 1~2 和 0.5~1 在实践中不会发生从验前概率到验后概率的重要变化。

# 似然比解读:具体

当涉及特定的情况或特定的患者时,一个给定的似然比比值有助于决策制订,即似然比比值可改变处置策略。

有两件事是必要的:

(1)需要粗略估计验前概率。

(2)需要设定一个验后概率的阈值(有一个决策点),超过这个阈值则执行下一步(做更加有创性的试验、治疗、收治或出院)。

如果已经进行了验前概率的估计并已知试验结果的似然比,可得出验后概率。如果验后概率超出阈值,则表明该似然比有助于决策。

## 敏感性、特异性和似然比的关联

问题:敏感性、特异性和似然比之间有关联吗? 答案很明确:有。我们能够解读并使用未提及敏感性和特异性的二分变量结果的试验,但两者之间确实存在明显关联,如下所示:

一项试验结果的似然比通用公式:

$$= \frac{某项试验结果的患病者\%}{同一试验结果的未患病者\%}$$

当结果为阳性时,公式变成:

$$"阳性"试验结果的 LR(LR+) = \frac{+试验结果的患病者\%}{+试验结果的未患病者\%}$$

$$= \frac{真阳性\%}{假阳性\%}$$

$$= \frac{敏感性（\%）}{100-特异性（\%）}$$

$$用小数表示 = \frac{敏感性}{1-特异性}$$

$$"阴性"试验结果的 LR(LR-) = \frac{-试验结果的患病者\%}{-试验结果的未患病者\%}$$

$$= \frac{假阴性\%}{真阴性\%}$$

$$= \frac{100-敏感性\%}{特异性\%}$$

$$用小数表示 = \frac{1-敏感性}{特异性}$$

因此,一项敏感性为 80%、特异性为 85% 的试验,似然比为 80/15=5.3。如果验前概率为 80%(0.8),用公式(9.3)得到的阳性试验结果的疾病验后概率将为 95.5。可以看出,即使是一项敏感性为 80%,特异性为 85% 的试验,如果验前概率为 80%,该试验也能用于疾病的确诊。

下表(表 9.2)在验前概率已知情况下给出了确诊或排除疾病所需的似然比比值。例如,如果验前概率是 30%,验后概率是 95%,该试验结果的似然比应为 44,如果验后概率是 5%,该试验结果的似然比应为 0.12。因此,此表有助于明确一个给定的似然比在验前概率已知情况下确诊或排除疾病的能力。

有时,临床医生必须依据 <95% 或 99% 的疾病概率决定患者的处置策略。例如胸痛的急诊患者需要评估并必须决定是否转入冠心病监护室。即使急性心梗(AMI)的验后概率是 20%,几乎所有的临床医生都会将其收入冠心病监护室观察至少 48 小时。

### 表 9.2    确诊 / 排除疾病的似然比

| 验前概率 | 确诊似然比 | | 排除似然比 | | |
| --- | --- | --- | --- | --- | --- |
| | 验后概率 95% | 验后概率 99% | 验后概率 0.5% | 验后概率 1% | 验后概率 5% |
| 0.01 | 1881 | 9801 | - | 1 | - |
| 0.05 | 361 | 1881 | 0.09 | 0.19 | 1 |
| 0.1 | 171 | 891 | 0.05 | 0.09 | 0.47 |
| 0.2 | 76 | 396 | 0.02 | 0.04 | 0.21 |
| 0.3 | 44 | 231 | 0.01 | 0.02 | 0.12 |
| 0.4 | 29 | 149 | 0.007 | 0.015 | 0.07 |
| 0.5 | 19 | 99 | 0.005 | 0.01 | 0.05 |
| 0.6 | 13 | 66 | 0.003 | 0.007 | 0.03 |
| 0.7 | 8 | 42 | 0.002 | 0.004 | 0.02 |
| 0.8 | 5 | 25 | 0.001 | 0.002 | 0.01 |
| 0.9 | 2 | 11 | 0.000 6 | 0.001 | 0.005 |

确诊或排除 AMI,需要知晓一项试验结果的给定似然比是否能够得到 20% 的验后概率。下表(表 9.3)给出在 1%~90% 范围内调整验前概率以得到 1%~99% 范围内的验后概率所需的似然比值。使用这个表格,首先估算疾病的验前概率,确定试验结果相关的似然比并找出似然比对应验前概率的哪一行。似然比位置所对应的最上一行可得出验后概率或可能落入到哪个数字区间。

## 从哪里获取验前概率呢?

验前概率来自经验、已有研究或所在医院的数据。如果医院保留了历次诊断的数据,将会是宝贵的资源。如果验前概率来源于已有研究,则需要核对其结果是否与你在实践中得到的结果相符合。通常,你必须依赖于自己对于所见疾病的经验。而且,危险因素、体征和症状越多,验前概率越大。

表 9.3　将给定验前概率对应到不同的验后概率所需的似然比

| 验前概率 | 验后概率 | | | | | | | | | | | | |
|---|---|---|---|---|---|---|---|---|---|---|---|---|---|
| | 1 % | 5 % | 10 % | 20 % | 30 % | 40 % | 50 % | 60 % | 70 % | 80 % | 90 % | 95 % | 99 % |
| 0.01 | 1 | 5.21 | 11 | 24.75 | 42.43 | 66 | 99 | 148.5 | 231 | 396 | 891 | 1881 | 9801 |
| 0.05 | 0.19 | 1 | 2.11 | 4.75 | 21 | 32.67 | 49 | 73.5 | 114.33 | 196 | 441 | 361 | 1881 |
| 0.1 | 0.091 | 0.47 | 1 | 2.25 | 3.86 | 6 | 9 | 13.5 | 21 | 36 | 81 | 171 | 891 |
| 0.2 | 0.04 | 0.21 | 0.44 | 1 | 1.71 | 2.67 | 4 | 6 | 9.33 | 16 | 36 | 76 | 396 |
| 0.3 | 0.02 | 0.12 | 0.26 | 0.58 | 1 | 1.56 | 2.33 | 3.5 | 5.44 | 9.33 | 21 | 44 | 231 |
| 0.4 | 0.02 | 0.08 | 0.17 | 0.38 | 0.64 | 1 | 1.5 | 2.25 | 3.5 | 6 | 13.5 | 29 | 149 |
| 0.5 | 0.01 | 0.05 | 0.11 | 0.25 | 0.43 | 0.67 | 1 | 1.5 | 2.33 | 4 | 9 | 19 | 99 |
| 0.6 | 0.007 | 0.04 | 0.07 | 0.17 | 0.27 | 0.44 | 0.67 | 1 | 1.56 | 2.67 | 6 | 13 | 66 |
| 0.7 | 0.004 | 0.023 | 0.05 | 0.10 | 0.18 | 0.27 | 0.43 | 0.64 | 1 | 1.71 | 3.86 | 8 | 42 |
| 0.8 | 0.003 | 0.013 | 0.03 | 0.06 | 0.11 | 0.17 | 0.25 | 0.38 | 0.58 | 1 | 2.25 | 5 | 25 |
| 0.9 | 0.001 | 0.006 | 0.01 | 0.02 | 0.05 | 0.07 | 0.11 | 0.17 | 0.26 | 0.44 | 1 | 2 | 11 |

# 结论

以上讨论描述了用于评价诊断试验的所有必要参数。目前更倾向于使用似然比指标,但敏感性和特异性这两个已知通用指标也应很好地了解。本章内容即帮助理解这些概念。

## 参考文献

1. Fagan TJ. Nomogram for Bayes's theorem. N Engl J Med. 1975;293:257.
2. Guyatt GH, Oxman AD, Ali M, Willan A, McIlroy W, Patterson C. Laboratory diagnosis of iron-deficiency anemia: an overview. J Gen Intern Med. 1992;7:145–53.

## 延展阅读

Cebul RD, Beck LH. Teaching clinical decision-making. New York: Praeger; 1985.

Department of Clinical Epidemiology and Biostatistics, McMaster University. Interpretation of diagnostic data. V. How to do it with simple math. Can Med Assoc J. 1983;129-22-29.

Diamond GA, Forrester JS. Analysis of probability as an aid in the clinical diagnosis of coronary artery disease. N Engl J Med. 1979;300:1350–8.

Fletcher RH. Carcinoembryonic antigen. Ann Intern Med. 1986;104:66–73.

Grinder PF, Mayewski RJ, Mushlin AI, Greenland P. Selection and interpretation of diagnostic tests and procedure. Principles and applications. Ann Intern Med. 1981;94:557–600.

Guyatt G, Rennie D, editors. User's guides to the medical literature: a manual for evidence-based clinical practice. Chicago: AMA Press; 2002. (www.ama-assn.org).

Hlatky MA, Pryor DB, Harrell FE. Factors affecting sensitivity and specificity of exercise electro-cardiography. Am J Med. 1984;77:64–71.

The PIOPED Investigators. Value of the ventilation/perfusion scan in acute pulmonary embolism. Results of the prospective investigation of pulmonary embolism diagnosis (PIOPED). JAMA. 1990;263:2753–9.

Wasson JH, Sox Jr HC, Neff RK, Goldman L. Clinical prediction rules, applications and methodological standards. N Engl J Med. 1985;313:793–9.

# 第十章 系统评价与 Meta 分析：基本概念

## 术语"Meta 分析"的起源

1976 年 Gene Glass 在美国教育研究协会上所做的主席报告中首次应用了"Meta 分析"这一术语。他将初步分析（原始研究数据的分析，通常在研究的设计者指导下进行）和二次分析（使用更好的统计技术再次分析数据，通常由未参与原始研究设计的人员进行）进行了区分。Glass 认为 Meta 分析是将多个单项研究的总体结果进行统计分析，目的是将研究的结果进行汇总。需要注意的是，将不同的研究结果合并在一起的想法可追踪至 1904 年，那时 Pearson 首次提出了数据合并的概念。1932 年，Ronald Fisher 先生提出了合并 $P$ 值的思想。Gene Glass 通过原创和开创性的贡献使这一领域得到发展。

## Meta 分析的范畴

近年来，术语"Meta 分析"被广义应用，范畴也有所扩大。Meta 分析几乎被用于科学的各个分支，包括气象学、农学、心理学、核物理及医学领域。

在医学领域，Meta 分析可被用于调查、诊断、预后或病因学研究，但至今为止大多数的 Meta 分析用于评价治疗研究。以下描述主要适用于治疗研究的 Meta 分析。

# 什么是 Meta 分析

简单地说, Meta 分析是对研究结果的研究。然而, 不同的人使用同一术语, 指代的意义却是不同的。大多数专家用这个术语代表的是对同一研究问题的两个或以上研究结果进行综合统计(定量), 而其他专家使用这个术语指代的是系统评价。为理解 Meta 分析的优势和局限性, 需要知晓 "传统" 综述和 "系统" 评价有何不同。

## 综述的必要性

我们正在见证前所未有的信息爆炸。20 000 多种期刊每年发表的文章数量超过 1 000 000 篇。在任何领域, 都不可能通读所有的已发表文章。因此, 需要去除无关紧要、劣等的文章, 对有价值的重要文献进行简要的总结。这样的总结通常就出现在期刊的综述性论文中。

## 传统(叙述性)综述

学生、住院医生、甚至专家都经常查找综述文章。当住院医生出席专题研讨会或读书报告会, 当专家需要发表演讲或对书中的某一章节进行探讨或撰写, 当临床医生想要更新知识, 学习新的治疗或诊断方法, 都会浏览近期专业内知名期刊的目次, 查找相关综述性文章。大多数期刊会定期发表综述性论文。

这些文章是如何撰写的? 通常, 领域内专家受邀或被激发兴趣撰写一篇综述性论文。他收集所能找到的所有与该主题相关的文章。对每篇文章怀着不同的兴趣进行阅读。随后, 用自己的写作风格对结果进行概括。通常, 专家对该主题有自己的先入之见(基于其自己的论文成果), 该见解对他的文章撰写会产生不同程度的影响。文章在期刊上发表之前需经过编辑审核。这样的综述文章有时被称为"传统综述",传统综述被定义为一个或多个专家在没有方法学依托的情况下基于某些便利研究样本撰写的综述文章。

## 传统综述的优势

传统综述能够以简明的方式涵盖主题内的广泛问题。通常,有关临床问题的文章提供了与该问题相关的基础科学的精辟总结。有关疾病如肝炎的文章可能涵盖了流行病学、病因学、病原学、病理学,自然史和治疗方面的内容。治疗部分会包括所有的可用药物或外科治疗方法。

## 传统综述的局限性

传统综述文章(也叫作"叙述性"综述)具有总结的功能,但通常也存在以下一种或多种局限:

1. 缺少明确的方法学

传统综述文章通常无任何关于"方法"的描述,因此,读者不确定作者是否进行了相关文献的全面检索,纳入的参考文献是否无偏倚,是否在综述过程中进行了误差限制,而这种误差是由原始研究导致的。

2. 计票法

通常,传统综述文章的作者使用计票法。对支持或反对某一干预措施的研究进行计数,一般支持研究数量多的一方。这种计票方法很容易出现错误。有可能将因数据的质量或数量不完善而存在错误的不合格选票进行了计数,也有可能因为缺乏完善的数据,作者得出了反对该干预措施的结论,就像所说的,"缺乏证据(利益)就证明没有(利益)",这种理解并不正确。

应该根据研究本身的局限性来考量一项研究结果。一项小规模的单中心试验不应与大型多中心试验同样计数,而一项开放的非随机研究和一项随机安慰剂对照研究也不应给予同样的权重。换句话说,作者应该根据研究中数据的质量和数量给予该研究适当的权重,而大多数的传统综述文章没能做到这一点。

3. 过度依赖中间结果(终点)

经观察发现,许多传统综述文章过度重视患者的中间结果,有时可能会造成危险的误导。一个典型的事例是"恩卡尼与氟卡尼试验"[1,2]。这两种药物显示能够抑制异常心室除极,但在随机试验中,接受抗心律失常药物治疗的患者死亡率显著升高。综述作者仅将抗心律失常作为治疗结果可能会错误地做出有利于药效的推断。因为过度依赖中间结果导致了错误的发生,所以要求中间结果必须与临床重要结果紧密相关,作者才能考虑依据其结果提出建议。通常,这样的关联很少且相距甚远。

4. 错失合并结果的机会

传统综述通常只单独着眼于个体研究而不进行结果合并,即使这些结果是可以合并的。因此,可能失去得出更明确结论的机会,而这个明确结论在结果合并后就有可能得到。

"团结就是力量"是一句至理名言。通过单个研究结果的联合(合并),作者会得到力量(能力),从而在单个研究结果尚无定论的情况下仍可能得到明晰的结论。

# 系统评价(SR)对比 Meta 分析

## 定义

系统评价可定义为关于某一特定研究问题(如治疗、诊断、预后或病因学)的综述,其中使用了明确的收集、筛选和评价方法,并在适当情况下,将结果定量合并在一起。

定义表明系统评价可以只是定性研究也可以是定量与定性相结合的研究。定性部分包括对单个研究进行质量评估,而定量部分就是指 Meta 分析。

美国国立医学图书馆(NLM)1989 年将"meta-analysis"一词纳入 MEDLINE 主题词表,1993 年"meta-analysis"成为 MEDLINE 的一种文献类型。而系统评价不是 MEDLINE 主题词,也不是 MED-

LINE 的文献类型。这就是 Meta 分析一词更普及的原因。

# 系统评价并非 Meta 分析

一些专家不会将不包含对研究结果进行统计合并的系统评价称作"Meta 分析"。如果只涉及一项研究，则不需要合并，如果研究所报道的结果各有差异则不可能合并，或者由于研究人群或干预措施不同等原因导致研究的结果各不相同，进行合并也不可取。有时，一项系统评价还会得出该特定问题无有价值研究的结论。在以上情况下，使用 Meta 分析一词均是不恰当的，但这样的情况并不多见。

# Meta 分析并非系统评价

有时，作者未使用系统方法去检索、筛选或评价某一特定问题的研究，而是找一些方便的研究样本，将结果合并在一起进行统计分析，将其称为 Meta 分析。从技术上来讲，这可能是一项 Meta 分析，但因为检索、筛选或评价过程不系统，不能称作系统评价。这样的 Meta 分析可能会导致结果错误，是质量较差的 Meta 分析。

幸亏大多数的 Meta 分析不是这样执行不善，并且大多数的系统评价确实从统计学上对研究结果进行了合并。因此，在实践中，大多数的系统评价包含着 Meta 分析，一般使用的标题为"一项系统评价和 Meta 分析"。

# 系统评价 /Meta 分析的优点

好的系统评价（SR）有如下优点。

1. 全面的检索策略

好的系统评价通常检索多种信息资源。例如，Cochrane 评价使用电子数据库，手工检索，并单独联络专家、专业试验注册者以完成相关研究的检索。

2. 明确的方法

系统评价与其他科学研究一样,在能够被复制的前提下进行。即需要对评价的方法进行详尽描述,其他评价者可进行复制并得出同一结果。所以,在系统评价中,专门有方法学部分明确描述执行的步骤和使用的定义。

3. 重视所有临床重要结果

SR,尤其是 Cochrane 评价,重视所研究的所有干预措施的有效性、安全性和耐受性。

4. 误差限制

通常所有的主要步骤由两名评价者共同完成以限制误差的产生。评价者评价每个原始研究中数据的质量和数量,并给予每项研究适当的权重。这样有助于限制结果的偏差并提高推论结果时所期待的预测能力。

# Meta 分析过程:基本步骤

大多数的 Meta 分析包括以下步骤。

| 步骤 | Meta 分析的过程 |
|---|---|
| 1 | 需要研究的问题及方案 |
| 2 | 全面检索 |
| 3 | 研究的筛选 |
| 4 | 研究的评价( 质量评估 ) |
| 5 | 数据提取 |
| 6 | 数据分析 |
| | （1）评估可合并性 |
| | （2）选择合并公式 |

## 步骤 1:需要研究的问题及方案

Meta 分析与其他研究活动一样,开始于一个需要研究的问题。

该研究问题明确了研究人群、暴露的风险或干预措施、基于特定条件的比较以及关注的结果。

制订方案并明确研究的问题、检索方法、研究纳入或排除的标准、研究质量评定（评价）的标准及数据提取和合成的方法。亚组分析，以及任何需要提前明确的问题均会写入方案中。Cochrane 协作组有一个方案评估体系，该体系发表在 Cochrane 图书馆中。以下细化的步骤均依据所制订的方案执行。

## 步骤 2：全面检索

没有方法能够证明评价者已经检索到所有的相关研究。根据实证研究来看，有一个事实很明确，即检索一个数据库是不够的。MEDLINE，可能是最好的医学文献来源，但并不能检索到所有的相关研究，而检索到的某些研究又有可能不相关。查找已发表的研究，最好的方法（叫作"金标准"）是手工检索，即浏览期刊的每一篇文章对相关研究进行筛选。[MEDLINE 检索到的（相关）研究与手工检索到的相比较，其百分比（或比例）叫作 MEDLINE 检索的"敏感性"。检出相关研究的百分比或比例称为"特异性"。]

在某些领域例如眼科学，实证研究显示 MEDLINE 检索到的相关研究是手工检索索引期刊的 50%（敏感性）。这意味着在某些领域索引制作得还不够完善。同样，特异性（相关研究的百分比）在某些特定领域也是 50% 左右。然而，手工检索过程是劳动密集型的。在 Cochrane 协作组的支持下，一些志愿者对多种期刊进行手工检索并将所有的对照研究注册到一个中心注册库中，每季度在 Cochrane 图书馆中发表。

评价者交叉使用多种方法确保检索到的相关研究尽可能全面。非 MEDLINE 电子数据库（EMBASE，Cochrane 图书馆等）也用于检索相关研究。Cochrane 评价组的检索协调人员确保研究的专业注册以及进行相关研究的查找。评价者在会议上张贴研究目录，希望从领域专家处额外获取一些研究。专家通常会给出一些提示（发表或未发表的研究）。给专家写信也会有所收获。许多评价者写信给药品生产企业以收集未发表的药物研究。

当发现更多的研究( 新的或老的 )时，Cochrane 评价即需要更新。即使 Cochrane 评价已经发表,相关研究的检索仍然继续。从这个意义上来说,检索是个永无止境的过程。评价者及评价组协作人员需要持续跟踪以寻找能够纳入评价当中的有价值研究。

## 步骤 3 : 研究的筛选

评价者使用定义好的纳入( 和排除 )标准筛选可用于评价的研究。筛选标准适用于对研究设计、特定人群、干预方法、比较及所研究问题相关的结果。筛选符合标准的研究用于以下步骤。

## 步骤 4 : 研究评价( 质量评估 )

评价者使用明确的标准对所选择的研究进行质量评估。不同的专题间评价标准可能有一定程度的不同,但都包括随机的可信度、盲法结果的评估,随访时长及意向治疗分析这些基本要素。

一些作者使用量表评估研究的质量。文献中提到的量表超过 25 种。没有一种量表对于所有类型的研究均有效并适用。评价者应将基础( 以上提及的 )要素与质量的专题特异性要素相结合形成一个量表在特定评价中使用。例如，Prasad 等 [3] 在颅内出血外科治疗的 Meta 分析中将 CT 扫描诊断的使用添加为专题特异性要素。要求至少两名评价者参与研究的质量评估。

## 步骤 5 : 数据提取

至少两名评价者阅读研究结果并使用经过验证的数据提取表进行数据提取。这些数据通常来源于多种结果( 有益的和不利的 ),而且经常产生自独立的患者亚组。对于二分变量数据,数据可以显示成一个 2×2 表格,每一个单元格代表一个结果或一个亚组。对于连续数据,提取每组 / 亚组患者的均值和标准差。每项研究的样本大小也有所提及。

有时,很有必要给作者写信获取一些未纳入已发表文章中的数据。

注意：以上描述均不适用于单个患者数据的 Meta 分析（常指 IPD Meta 分析），在 IPD Meta 分析中，包含单个患者数据的文档结合在一起形成一个包含所有患者数据的联合文档，并将研究标识作为一个变量。IPD Meta 分析不在本书范畴。

## 步骤 6：数据合成

这个步骤包括几个分步骤：

### 分步骤 6( a )：评估可合并性

本步骤包括结果的相似性评估。结果的相似性也称作"同质性"。不相似称为"异质性"。谈及研究是否相似就好像在提问"不同的研究探讨的是同样的事情吗？"需要从临床和统计学两个角度探讨相似性问题。临床方面，评价者判断不同的研究是否在人群、干预、比较及结果衡量方面足够相似以证明可以将结果合并。读者可能质疑这个提问是否有必要，也可能会有争论，因为当研究被纳入时，首先就需要预先确定人群，干预手段，比较和结果，这些方面肯定是相似的。那为什么会提出这个问题呢？其实，这是研究具体能达到何种水平的问题。根据纳入标准，具体如下：

（1）人群：发作于 6 小时内的急性缺血性脑卒中。

（2）干预：溶栓剂。

（3）比较：常规治疗。

（4）结果：死亡，痊愈。

但是在评估可合并性时，会涉及这样一个问题："这些研究用的是同一种溶栓剂吗？如链激酶（SK）？能够把使用 SK 的与使用 t-PA（组织纤溶酶原激活物）的研究结果合并在一起吗？"对这种问题的回答称作临床判断，判断具有主观性。这样的问题并不总是能达成一致意见，可能专家们对能否将 SK 和 t-PA 治疗的研究合并在一起持不同意见。这种情况下，会出现可将两种治疗研究的结果合并和作为独立亚组结果两种意见。

可合并性如果用像点估计值和可信区间( CI )这样的研究结果图来看更加明确。观察点估计值是否彼此接近，CIs 是否重叠( 更多细节，见下章 )。

这个问题如何统计还涉及这样一个提问 : "假设所有的研究是相似的( 同质的 )，发现结果与我们所做的分析结果相似的机会( 概率 )有多大?"如果机会很小( 10% 或 5% )，则否定相似性假设。如果概率超过 10%，则接受相似性假设( 有时是错误的——就如你所想的那样 )。

如果两种方法得出的结论都支持相似性假设，则无问题。如果有差异，则既进行总体数据合并也进行研究亚组数据合并。

### 分步骤 6( b ):选择合并公式

决定合并后，需要从若干不同的公式中选择使用哪一个。这里仅对其中的两个进行讨论 : 一个称作"固定效应模型公式"，另一个称为"随机效应模型公式"。对于这两个公式，在顶尖的统计学家中热情的支持者和批评者兼而有之。

详细的讨论不在本书范畴当中。简单说，如果所有的研究都遵循同样的研究方案并同时开展研究，则应该使用固定效应模型。通常，研究者在对多中心研究中的跨中心研究结果进行合并时使用该模型。此外，研究方案和研究时间差异的程度有助于判断使用哪个模型。如果两种模型能产生同一结论则选择两者一起使用，这样得出的结论更有力。如果不能产生同一结论，那么这样的结论较"弱"，需要更多的研究或证据来源( 如非随机研究 )支持这个结论。

通过这个例子可以大致了解以上两种方法。假设你想要进行一项研究以确定是否基于计算机的数学教学( 及实践练习 )优于传统教学( 粉笔黑板纸张练习 )。你在全国范围内选取 10 名教师，组织研讨会，培训他们如何使用计算机进行数学教学。之后给每人配备所有必要的用品( 计算机、打印机、软件等 )并告知其在教学中开展一项随机研究，一组学生接受传统教学，另一组接受计算机教学。最后，所有的学生进行数学测试，并对两组学生的成绩进行比较。现在假设你要对以上 10 个研究进行 Meta 分析。你是否只考虑样本的差异还是会将其他不明显的差异也考虑进去？如果你忽视其他不可衡量或不明原因的差异，表明你认同每个研究中心有两组，所有的中心都在研究同一个效应，唯一的差异是学生样本不同。这就叫作固定效应模型。如果你将研究中心间的差异（不明原因的或不可衡量的）考虑在内，表明效应因样本和其他未知或不可衡量因素的差异而不同。效应也是一个随机变量，不是固定的。因此，这种方法被称作随机效应模型。你更倾向于使用哪一个？你可能倾向于后者，因为你知道教师的能力包括教学能力和计算机知识都有所不同。但在临床试验中情况并不是那么明朗：有人认为所有的研究在同样的情况下使用同样的药物并给予同样的剂量，因此，效应应该是相同的，倾向于使用固定效应模型。而其他人则支持使用随机效应模型。你可以按照偏好使用或两者都使用并观察结果是否有差异。

还有另一种方法来概念化这两种模型。在固定效应模型中，你只对给定的（上面所列举的 10 项）研究感兴趣，你认为这些研究构成了全部。而随机效应模型中，你认为给定的研究是全部中的部分样本，目的是要明确如果有上千项研究，结果会如何变化。随机效应模型考虑了这种变化性以及样本差异导致的变化性（详细介绍，请见第十三章）。

### 分步骤 6( c )：Meta 分析中研究的权重

以下有助于理解二元（二分变量）结果的 Meta 分析中是如何赋予一项研究权重的。包括两部分：

**第一部分：如何计算学生的平均体重？**

例如对了解中学生的平均体重感兴趣（仅仅是因为好奇心驱动的问题 - 也许要用于确定班级外面的电梯容量）。假设班级中有 200 名男生、100 名女生。男生的平均体重是 70kg，女生的平均体重是 40kg。那么，班级学生的平均体重是多少呢？有的学生给出的答案是 55kg，其他人认为是 60kg。实际上，第二种答案是正确的：60kg。

（200 × 70 + 40 × 100）/300 或（2 × 70 + 1 × 40）/3。男生的人数是女生的 2 倍,因此,他们的体重被计数 2 次,而女生只计数 1 次。这种平均计算方法被称作"加权平均值"。Meta 分析本质上是对加权平均值的计算。影响权重的一个因素是研究中研究对象（患者）的数量。换句话说,决定权重的一个因素是研究的"样本大小"。

**第二部分 : 如何确定两项试验中每一项的权重?**

为确定日常锻炼和瘦身是否能够预防心脏病,要求两组研究人员开展一项为期 7 年的随访研究。其中,7 年的随访期是研究中最艰巨的部分。

研究 1 : 一组提出了一个不错的想法,即在学校中开展研究,因为一个学校就有几千名注册的学龄儿童及老师容易进行随访,研究在 5~12 年级的学童中开展。共计纳入了 2000 名超重学生（和一些老师）,随机分成两组 : 一组为干预组（接受日常锻炼及瘦身饮食）,另一组为对照组（无干预措施）。

研究 2 : 纳入了 1000 名年龄 >45 岁的超重者,以类似的方式随机分成两组。是研究 1 还是研究 2 会获取更多的结果信息呢? 答案是研究 2 会得到更多的结果信息,因为研究 2 中有更多参与者易患心脏病（感兴趣的事件）,而研究 1 中的学生不太可能患心脏病（有些老师可能!）。那么,在一项 Meta 分析中,应该分配给哪一项研究更多的权重呢? 结论是研究 2 应该比研究 1 被赋予更高的权重,即使研究 2 的样本量只有研究 1 的一半。可以看出,权重不仅仅依赖于样本量的大小,也依赖于该项研究所能提供的信息,而研究提供的信息内容依赖于研究中的事件的数量。因此,二元结果的 Meta 分析权重的赋予由两个因素决定 : 样本量和事件数量。如果每组（干预组和对照组）有同样数量事件的两项研究,权重由样本量决定,除此之外,事件数量比样本量更重要。不需要掌握决定权重的确切公式,只要了解以上两个因素体现在确定 Meta 分析中每项研究权重的公式中就足够了。

### 分步骤 6( d ):获益、风险及耐受性结果合并

决定使用哪个合并公式后,将所有重要的结果包括获益、副作用及耐受性结果( 如果适用 )进行合并。

### 分步骤 6( e ):亚组分析

Meta 分析的优势之一是允许进行亚组分析。从大量患者中获取数据,根据患者类型( 儿童和成年 )或干预措施( 链激酶和 t-PA )亚组进行效应检验。

## 步骤 7:结果解读

Meta 分析除了为进行与研究质量有关的跨研究、跨患者亚组、跨多种结果类别的结果一致性检测提供机会,其解读方法与对单项研究解读相类似。有些评价者提供只纳入最好研究的结果图,之后再依次纳入不同质量水平的研究。

需要牢记 Meta 分析通常是回顾性研究( 目前文献中也出现了前瞻性的 Meta 分析 )。在任何回顾性研究中错误产生的来源都是多方面的,因此,必须控制 $P$ 值远远小于 0.05 才能得到明确的结论,这是统计具有显著意义的常规水平。许多专家建议将 $P$ 值控制在小于0.001,以得到更可靠的结论。但我认为应取决于干预措施的成本和风险以及纳入 Meta 分析中的研究有无可获取的外部证据。

## Meta 分析的优势

Meta 分析的主要优势是通过对多个研究结果的合并增加结论的可信度。即使在单个研究结论不确定的情况下,合并的结果也许会更准确、更确定。总体分析能力和亚组分析能力均会提高。一个主题 Meta 分析的确定性结果可能会避免开展新的试验并加快研究结果的应用。即使有时一项 Meta 分析的结果是不确定的,但其对该研究领域进行了定义,提出了要验证的假设,为未来的研究提示了现有证据的局限性。另外, Meta 分析需要对纳入的每项研究重新审视

并进行跨研究的比较, 这有助于解决或解释争议。

专家认为 Meta 分析的结果具有很大的普遍性, 因为这些结果是基于多样的研究人群得出的。一个主题的 Meta 分析所提供的概要对于经济评估, 决策分析及作为临床实践指南都很有意义。

## Meta 分析的局限性

所有的 Meta 分析都必须解决发表偏倚的问题, 即阳性结果论文比阴性结果论文更容易发表的现象。因此, 仅依靠已发表试验的 Meta 分析可能会产生假阳性结果, 医学文献中已经出现这样的情况。

另一个局限性是研究使用的研究结果不同, 或衡量结果的方法不同或报告中对研究的重要部分未做阐述以及作者不能联络或不配合, 均可造成 Meta 分析的不可进行。

一个通常称作 "合并苹果和橘子" 的问题指的是合并非常不相似的研究, 可能会使一个真实的阳性结果变成一个总体错误的阴性结论。

## 参考文献

1. Mason JW, Peters FA. Antiarrhythmic efficacy of encainide in patients with refractory recurrent ventricular tachycardia. Circulation. 1981;63:670–5.
2. Echt DS, Liebson PR, Mitchell LB, et al. Mortality and morbidity in patients receiving encainide, flecainide, or placebo. The Cardiac Arrhythmia Suppression Trial. N Engl J Med. 1991;324:781–8.
3. Prasad K, Shrivastava A. A surgery for primary supratentorial intracerebral haemorrhage (Cochrane review). In: The Cochrane Library, issue 4. Oxford: Update Software; 2000.

## 延展阅读

Cooper HM, Rosenthal R. Statistical versus traditional procedures for summarizing research findings. Psychol Bull. 1980;87:442–9.
Counsell CE, Clarke MJ, Slattery J, Sandercock PA. The miracle of DICE therapy for acute stroke: fact or fictional product of subgroup analysis? BMJ. 1994;309:1677–81.
Dickersin K. The existence of publication bias and risk factors for its occurrence. JAMA. 1990;263:1385–9.
Egger M, Davey Smith G, Altman DG, editors. Systematic reviews in health care: meta-analysis in context. 2nd ed. London: BMJ Books; 2000.

Guyatt G, Rennie D, editors. User's guides to the medical literature: a manual for evidence-based clinical practice. Chicago: AMA Press; 2002. (www.ama-assn.org).

Irwig L, Tosteson AN, Gatsonis C, et al. Guidelines for meta-analyses evaluating diagnostic tests. Ann Intern Med. 1994;120:667–76.

Oxman AD, Guyatt GH. The science of reviewing research. Ann N Y Acad Sci. 1993;703:125–33; discussion 133–4.

Peto R. Why do we need systematic overviews of randomized trials? Stat Med. 1987;6:233–44.

# 第十一章　Meta 分析：严格评价

本章探讨有关随机治疗研究的 Meta 分析是如何进行严格评价的。

## 相关性

当核查相关性时，需要清楚人群、干预措施、对照比较以及 Meta 分析的结果等方面是否与临床问题相关联。

## 真实性评估

当严格评价 Meta 分析或系统评价时，需要问以下几个问题，并仔细核查答案：

Q1. 该综述（Meta 分析）是否解决了一个重要的临床问题？

Q2. 是否对相关研究进行了全面检索并且有据可查？

Q3. 所纳入的研究是否运用了高质量的方法？

Q4. 综述作者之间在筛选与评价研究时的标准是否一致？

Q5. 合并的结果是否具有可合并性（不同研究之间都是类似的）？

## Q1. 该综述（Meta 分析）是否解决了一个重要的临床问题？

Meta 分析的优势在于可将各个研究的结果进行合并。然而，必须谨慎，不能把"苹果"和"橘子"合并在一起。若各个研究的结果相似,可以将这些结果进行合并;若不是,就会出现类似"苹果"和"橘子"相合并的问题。

## 1A. 为什么要问这个问题?

这个问题从两个(内在和外在真实性)方面来看都是重要的。首先,如果各个研究的效应不相似以及潜在生物学层面的效应不同——而作者将这些研究结果合并在一起并总结了一篇综述——那么该综述结果可能具有误导性(危害内在真实性)。这样的结果将不适用于患者。

(1)内在真实性是指总结的结果反映了 Meta 分析中各研究的"真实"程度。

(2)外在真实性是指总结的结果可应用于研究之外的患者(和/或干预措施)的程度(如果该"临床问题"缺乏侧重点,则可能危害到内在和外在真实性)。

## 1B. 如何回答这个问题?

在 Meta 分析的方法学部分中,找出作者针对患者范围、干预措施以及临床结果的准确描述,看看这 3 个方面是否可能相似。如果答案是肯定的,那么该研究就是在解决一个特定的临床问题,否则不是。回答这个问题需要谨慎。无论患者、干预措施以及临床结果如何相似,所纳入的研究之间仍然会存在一些差异。因此,不应该在没有看结果的情况下否定该综述。我们的生物学知识通常是很不全面的,因而结果可能与我们所期望的不同。此外,一篇侧重问题范围狭窄的综述可能具有一个亚组分析的局限性,往往产生假阳性的结论。因此,侧重范围广泛的综述比狭窄的综述更可取。例如,在动脉血栓形成(脑卒中、心肌梗死等)中抗血小板事件(阿司匹林、双嘧达莫等)的作用,可能是 Meta 分析的合理主题,但化疗对所有癌症的作用就不是合理主题,因为化疗虽然对某些癌症有效,但不适用于其他癌症。

## 1C. 如何解释这个答案?

如果探讨的问题具有合理性,那就毫不犹豫地继续探讨下去。即使这个问题显得过于宽泛,也建议在评估研究结果相似性的同时进一步研究并重新审视这个问题。

# Q2. 是否对相关研究进行了全面检索并且有据可查?

一项全面的检索,需要查找已发表和未发表的研究。应该将检索的内容进行记录存档,以便你( 或他人 )对其全面性有疑问或者想要重复 Meta 分析时,可以复制检索并查看检出结果。

## 2A. 为什么要问这个问题?

这个问题很重要,可以确保研究不会受到发表偏倚的影响( 阳性研究比阴性研究更容易发表 )。有些 Meta 分析预测出非常显著的结果,而在随后的临床试验中没有观察到这些结果。例如,一项 Meta 分析预测硫酸镁在降低急性心肌梗死的死亡率方面非常有效。而随后的临床试验没有发现这种作用。这样的 Meta 分析称之为有 "发表偏倚" [1]。

## 2B. 如何回答这个问题?

阅读方法部分,找出综述作者如何针对研究问题进行检索。一个好的检索可能包括:

( 1 )电子数据库,如 MEDLINE,EMBASE 和 Cochrane Controlled Trials Register。

（2）教科书和专题著作。

（3）检索到的参考文献目录。

（4）与专家的联络。

（5）大会摘要／会议。

（6）与制药公司的联络。

（7）手工检索。

专家和制药公司帮助提供"已接受待发表"和已经共同发表的研究。（有统计方法可以探讨发表偏倚的可能性，但是这些内容超出了本书的范围。）非英语的研究也需要纳入综述之中。

## 2C. 如何解释这个答案?

如果检索的范围不全面（比如仅限于英文文献），那么综述的结果可能被视为不确定的。

# Q3. 所纳入的研究是否运用了高质量的方法?

所纳入的研究如果设计或实施不当可能会影响综述的真实性。综述质量的好坏与 Meta 分析或系统评价的两个步骤相关：

（1）当选择纳入综述的研究时。

（2）当评价纳入综述的研究的质量时。

## 3A. 如何回答这个问题?

阅读综述的方法部分，以确定综述作者是否为了只纳入高质量的研究而使用了某些选择标准。例如随机对照试验是研究设计部分的选择标准。

综述作者还应评估研究是否已经正确进行。因此，即使是随机试验，其质量也需要根据本书治疗部分给出的标准和提出的问题进行严格的评估。

### 3B. 如何解释这个答案?

如果没有对所用方法的优劣进行评估,则应对 Meta 分析的结果提出质疑。这样做之后,你可能想看看这两名评价者之间是否有很好的一致性。Kappa 值在 0.6 或以上就是可以接受的。当打算合并研究结果的时候,要明确是否使用了质量评分来排除某些研究或者对这些研究进行加权或优先考虑。

## Q4. 综述作者之间在筛选与评估研究时的标准是否一致?

两名综述作者至少应独立筛选并评估纳入综述的研究。这样做是为了避免在研究的选择和质量评估方面产生偏倚。从纳入的研究中提取数据也应由两名综述作者完成。在整个过程中,综述作者之间的标准应该有高度的一致性。鉴于有些一致性是偶然发生的,则应该使用一些措施纠正"偶然一致性"(Kappa 或者 phi)。Kappa 值和 phi 值在 0.6 以上被认为是足够的。在综述的结果部分应该提及一项或两项相关的纠正措施。

Kappa 和 Phi 是"纠正偶然一致性的措施"。对你来说这可能是个新概念,但是要记住,Kappa 和 phi 的范围从 -1(极端分歧)到 +1(完全一致)。0.6~0.8 之间的数值被认为是具有实质性的,而超过 0.8 的数值几乎是完美的。相关细节超出了本书的范围。

## Q5. 合并的结果是否具有可合并性(不同研究之间是类似的)?

综述作者不应该把不相关的文献合并在一起。换句话说,如果研究与研究之间的结果有很大的不同,重要的是知道它们为什么不同,而不是取全部的平均值。

## 5A. 为什么要问这个问题?

Meta 分析的目的往往是针对疗效提供一个单一的最佳预估,临床医生可以据此做出相应的临床决策。估计值通常来自对研究结果的加权平均。只有在整个研究中这些结果大致相同时,取平均值才有意义。如果结果差别很大,那么平均值可能是没有意义或者是具有误导性的。例如,如果在某些研究中发现缺血性脑卒中的溶栓治疗是有害的,而在其他的研究中却是有益的,那么平均值可能就会显示模棱两可的结果,实际上这可能是具有误导性的。关于链激酶研究( 3 项试验因链激酶组患者死亡过量而过早停止)和 t-PA( 显示出某些益处的研究 )在急性缺血性卒中的研究是否应该合并,确实引发了争议。许多综述作者都会反对将它们合并起来。因此,各项研究间的结果是否相似,必须加以核查。

这并不是说,所有研究都会显示出明显的益处或者明显的危害。( 如果是这样,即使不做 Meta 分析,结论也可能是显而易见的。)之所以这样认为,是因为研究结果不应该是截然不同或大相径庭的,而很可能是一个尚无定论和显示为有益研究的混合。无论如何,总是应该检验各个研究之间的相似性和差异性。这就是所谓的可合并性或相似性的问题。

## 5B. 如何回答这个问题?

要回答关于相似性的问题,可以使用 4 种方法。这些方法是相辅相成的,如下:

( 1 )核查研究设计、研究人群、干预措施、研究结果和研究方法

研究结果可能因研究设计而异,因为不同研究设计中数据的偏倚程度也不尽相同。与病例对照研究相比,随机对照研究一般更不易受到偏倚的影响。同样,由于研究人群、干预措施的类型和剂量、

结果评估的类型和评估时间的不同,研究的结果也可能有所不同。例如,急性缺血性脑卒中患者的预后可能截然不同,这取决于他们是否在发作后的 3~6 小时内接受 t-PA 的治疗、是否接受了 0.9mg / kg 或 1.1mg / kg 体重的剂量、是否以死亡作为结果或无残疾生存以及是否在随机分组后 3 个或 6 个月评估结果。此外,无论结果的评估是盲评还是开放的,随机分组是保密的还是公开的,都可能会导致研究结果的差异。

(2)检查森林图中的点估计值:如果它们彼此接近,则结果可能相似。

(3)检查可信区间(通常为 95% )是否重叠

如果你能通过各个研究的可信区间画出一条线或一对线,使之穿过或触及所有的可信区间,这就意味着可信区间重叠。从这一结论我们可以看出,数据与所有研究中一个或一系列共同结果是一致的。这表明跨研究的结果可能是相似的。

(4)同质性或异质性检验

上述方法均基于临床或常识。而这里还有一个正式的统计检验称为同质性检验(用简单的术语来说是相似性检验)。这个检验提出了以下问题:差异是否具有偶然性? 该问题的答案将以 $P$ 值的形式体现。如果 $P$ 值大于 0.05 或 0.10,则认为差异可能是偶然的,并且研究结果被认为是可合并的。你应该留意的是检验的结果可能具有误导性。如果研究的数量和规模都很小,那么这个检验也许并不能反映出重要的差异。另一方面,如果研究的数量和规模很大,那么检验可能会过分突出微小的差异。然而,前者的情况比后者更为普遍。

(5)另一项或许比同质性检验更合理的统计是 $I^2$ 值

这表明效应预估的变异百分比是由潜在差异而不是偶然性引起的 [2]。以下是 $I^2$ 值区间的大致说明,数值如果在:

0%~40%:可能不重要。

30%~60%:中度异质性。

50%~90%:实质异质性。

75%~100%:相当大的异质性。

上述范围是重叠的,因为 $I^2$ 观测值的重要性取决于效应的尺度和方向以及异质性证据的强度,例如卡方检验的 $P$ 值。

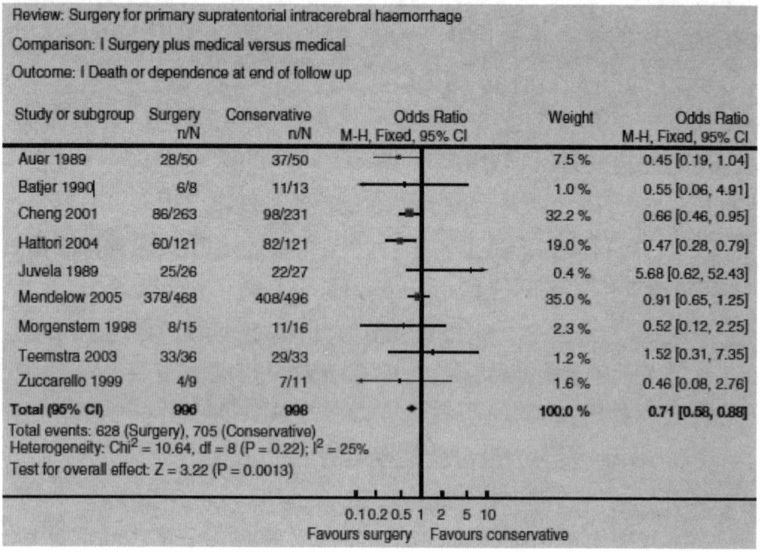

图 11.1　Meta 分析的森林图

　　然而,即使 $I^2$ 有时也会产生误导性的结果。因此,对点估计值和可信区间的目视检查是非常重要的。例如图 11.1 中所示,可以看到点估计值彼此接近,可信区间重叠,异质性检验( $P = 0.22$ )和 25% 的 $I^2$ 值均表示不用太关注异质性问题。

　　最后( 在 Cochrane 系统评价中,前几列的最后一行 ),森林图显示事件与患者的总数、异质性检验结果、$P$ 值、$I^2$ 和 $P$ 与总估计值相关。前文已经对 $I^2$ 做出了解释。$P$ 值共有两个,因此它们的释义有时会被混淆。一个 $P$ 值用于同质性检验,其中无效假设是指“各研究之间的效应没有差异”。你不想否定这个假设,因为若否定了该假设,就要重新考虑总结结果的正确性。$P$ 值 <0.05 表示否定,因此希望 $P > 0.05$ 或者 $> 0.10$ 更好。第二个 $P$ 值( Cochrane 系统评价中较低的一个 )针对的是整体结果。有一个无效假设是“两种干预结果之间没有差异”。大多数时候,你想否定这个假设,并得出新的( 实验性的）干预措施确实起到了作用的结论。因此，在这里你希望看到 $P$ 值是 < 0.05 的。

以上的讨论将有助于你理解森林图。

## 5C. 如何解释这个答案？

如果所有的方法都表明研究结果是相似的，那么就会相信所得出的结果。如果同质性检验表明不相似，那就不要相信结果，除非确信点估计值彼此接近以及可信区间重叠，并且不存在相异性的解释。

当所有方法都表明不相似时，Meta 分析的作者应该对观察到的差异做出解释与说明。一般会做出可能是由于人群、干预、结果、研究设计或方法的不同造成差异的解释。然而查找原因时也可能被误导（细节超出了本书的范围）。在任何情况下，都不应该相信对研究间截然不同的结果所进行的总体估计，而是需要更多的研究来阐明这种情况。

# 结果评估、适用性与应用（森林图的解读以及如何将结果应用于患者？）

这里的主要学习要点是掌握森林图的解读（又称 "Blobbogram"）。在一个典型的 Meta 分析森林图中，你会发现 5 个或 6 个纵列：

（1）第一列通常显示了研究的第一作者姓名和出版年。根据患者或干预措施特征，研究有时可能分为两个或多个亚组。

（2）第二列给出干预组某项结果的患者数 / 总数。而实验干预通常出现在第二列中。

（3）第三列与第二列相似，但显示的是安慰剂或对照组数据。

（4）第四列显示的是应用效应指标（差值或比值）表示的个体研究结果。有一条垂直的"无效线"（也称为"零效应线"）。该线一侧（通常是左侧）的结果代表实验性干预，而另一侧（通常是右侧）代表对照干预或安慰剂。

　　每项研究的结果都有一个点（在 Cochrane 系统评价中，用正方形表示，正方形的大小与研究的权重成比例，用于确定研究的估计值），以及向该"无效线"两侧延伸的一条线。你会从第四章的讨论中知道，这个"点"是研究中观察到的效应量，称为"点估计值"，而横线则表示可信区间（通常为95%）。在本列的底部，会看到一个包含点估计值和可信区间（CI）的合并估计值。在 Cochrane 系统评价中，合并估计值以菱形的形式表示，其中心代表点估计值，左右端点分别指可信区间的左右端值（即 CI 的端值通常为95%）。

　　（5）通常第五列用来表明研究的权重以确定合并估计值，位于结果的右侧，有时也可能会放在结果的左侧。

　　（6）最后一列给出了每项研究的点估计值和 CI 的数值，以及合并估计值。

　　这里的其他问题和解释与用于治疗的单一随机研究相似（参见第六章）。

## 参考文献

1. Egger M, Davey Smith G, Schneider M, Minder C. Bias in meta-analysis detected by a simple, graphical test. BMJ. 1997;315:629–34.
2. Higgins JP, Thompson SG, Deeks JJ, Altman DG. Measuring of inconsistency in meta-analyses. BMJ. 2003;327:557–60.

## 延展阅读

Detsky AS, Naylor CD, O'Rourke K, McGeer AJ, L'Abbe KA. Incorporating variations in the quality of individual randomized trials into meta-analysis. J Clin Epidemiol. 1992;45:255–65.
Dickersin K. How important is publication bias? A synthesis of available data. AIDS Educ Prev. 1997;9 suppl 1:15–21.
Guyatt G, Rennie D, editors. User's guides to the medical literature: a manual for evidence-based clinical practice. Chicago: AMA Press; 2002. (www.ama-assn.org).
Juni P, Witschi A, Bloch R, Egger M. The hazards of scoring the quality of clinical trials for meta-analysis. JAMA. 1999;282:1054–60.
Kunz R, Oxman AD. The unpredictability paradox: review of empirical comparisons of randomised and non-randomised clinical trials. BMJ. 1998;317:1185–90.
Moher D, Jadad AR, Nichol G, Penman M, Tugwell P, Walsh S. Assessing the quality of random-

ized controlled trials: an annotated bibliography of scales and checklists. Control Clin Trials. 1995;16:62–73.

Moher D, Pham B, Jones A, et al. Does quality of reports of randomised trials affect estimates of intervention efficacy reported in meta-analyses? Lancet. 1998;352:609–13.

Oxman AD, Guyatt GH. A consumer's guide to subgroup analyses. Ann Intern Med. 1992;116:78–84.

Stern JM, Simes RJ. Publication bias: evidence of delayed publication in a cohort study of clinical research projects. BMJ. 1997;315:640–5.

Yusuf S, Wittes J, Probstfield J, Tyroler HA. Analysis and interpretation of treatment effects in subgroups of patients in randomized clinical trials. JAMA. 1991;266:93–8.

# 第十二章　预后

## 引言

对预后的了解有助于：

1. 对个别患者的管理

（1）为患者（和/或其亲属）提供有关其可能病情的咨询。

（2）指导诊断和治疗决策（例如，对无须任何治疗就会有良好预后的患者防止其进行侵入性检查或毒性治疗）。

2. 针对某些组的患者进行疗效比较（一所医院对比另一所医院所接受的治疗）以评估医护质量。

本节将重点介绍如何严格评估含有预测信息的研究文献，它们将有益于患者的病情咨询。

## 真实性评估

## Q1. 是否有选择偏倚（或者研究样本有偏倚）?

当被纳入研究的患者与潜在群体有系统性差异时，会发生选择偏倚。这并不一定意味着研究人员刻意地选择一个有偏样本。大多数情况下，这是由于研究样本的合并方式而在无意中发生的。患者被纳入一项研究是因为他们都患有同一种疾病，目前可供研究（可能是因为他们目前在诊所或医院就诊）。

## 1A. 为什么问这个问题?

如果研究样本有偏倚,那么结果将与不偏倚的样本有系统性的不同。疾病源于群体,通常称之为基础人口。一项研究中的患者仅包括在疾病开始一段时间内可供研究的患者。对于致命的病症来说,这样的患者是足够幸运的幸存者,对于病情缓解的患者来说,他们就是那些不幸患上顽疾的患者。所以,有偏样本可能只包括生存者和疾病中存活的患者。这就是为什么有时用"幸存者偏差"来描述这种偏倚。幸存者偏差可能对研究结论的真实有效性构成威胁。

## 1B. 如何回答这个问题?

为了检测预后研究中的选择偏倚,观察患者是如何组合的以及使用何种选择标准。你会提出疑问:这样的标准是否会导致一些来自基础人口的患者因为康复或死亡而被忽略? 如果选择的标准是模糊的,那么有偏样本的风险就会很高。如果明确了这一点,就可以考虑它将会在多大程度上漏掉严重或轻微的病例。例如,一个基于医院的卒中后预后研究,其样本选择标准可能包括发病后第一个月内的患者。发病后第三周或第四周的患者是前两周存活的患者并且也没有康复。在同一周内,许多在基础人口中发生卒中的患者在研究中并没有得到体现。然而,如果其标准只包括那些处于发病后 72 小时内的患者,就不至于像上述研究那样受到幸存者偏差的影响。你应该考虑到这些方面,并判定样本的选择是否存在偏倚的可能性是高还是低。

## 1C. 如何解释这个问题?

如果偏倚的可能性很高,那么研究的结果对于指导患者来说是无用的。然而,若没有预后研究,也可能不存在选择偏倚的问题,因此,你应该倾向于接受偏倚可能性低的研究,并进一步对下面的问题进行评估。

# Q2. 研究人员是否考虑到了所有重要的预后因素?

大多数疾病的预后是多因素的。在确定具体患者的预后时需要考虑多种预后因素。

## 2A. 为什么问这个问题?

如果研究人员没有考虑到某些重要的预后因素,那么研究的结果和在其基础上的预后预测可能无效。例如,如果一项关于脑出血的研究报告死亡率为 50%,但有一半的患者完全清醒并且全部存活,而另一半则全部昏迷并死亡,50% 的死亡率可能对该组整体来说是有效的,但对于一个完全清醒的患者或一个昏迷的患者来说是无效的。研究人员可以通过以下两种方法之一来考虑多种的预后因素:

(1)如果重要因素很少(1~3 个),则可以根据这些因素分成患者亚组,并为每个亚组提供结果率(称为风险分层)。

(2)如果有多种预后因素,那么使用多变量(回归)分析来确定最重要的预测因子。

## 2B. 如何回答这个问题?

根据你对特定情况的认知与经验,你能想到研究人员忽视的重要的预后因素吗? 如果答案是肯定的,那么结果可能对于某些个体患者不适用。也可以查看以亚组形式呈现的结果(或其中一个多变量分析的应用)。亚组结果率可能更适用于你所诊治的患者预后。

## 2C. 如何解释这个答案?

首先要明确,大多数情况下,在预测个体患者预后方面没有办法做到 100% 正确。但是,如果亚组的结果比率已经给定,那就决定了你的患者归属于哪个亚组,并据此与你的患者或其亲属进行沟通。(多变量分析超出了本书的范围。)

# Q3. 失访数量是否足够少?

随访是预后报告真实性和实用性的关键因素。随访有两个方面需要注意:

(1)随访失败:失访患者数量威胁研究的真实性。

(2)随访时间:随访时间过短可能会影响研究的实用性。(随访时间长短在适用性部分讨论。)这里我们讨论失访的数量。

## 3A. 为什么要问这个问题?

如果失访的患者太多,那么研究的真实有效性可能会受到威胁。这是因为失访的患者往往与随访的患者有系统上的不同。患者没有后续随访是因为他们已死亡、完全康复或是对诊治不满意,转而去其他医生或医院处就诊。失访患者人数相对于不良事件发生次数越多,对研究真实性的威胁就越大。

## 3B. 如何回答这个问题?

请查看结果部分。研究人员描述了初始(他们应该)有多少患者,以及有多少患者最终失访。有时,研究并未提及失访情况。通常这样的研究有大量失访患者。这些研究的真实性仍有待考证。

## 3C. 如何解释这个答案?

有一些患者失访十分常见。但问题是失去多少才算多? 要回答这个问题,需要做一个敏感性分析。假设所有失访都有不良后果(预后不良),那么预后不良的比率是多少,然后再假设都有良好的结果(预后良好),那么这个比率又是多少? 真实的比率在这两个比率之间。如果临床意义(你的反应,患者的选择)与这两种比率保持一致,那么失访就不会威胁结论的真实有效性。如果临床意义与这两个比率都不一致,那么失访的人数就太多了。

# Q4. 对结果的评估是否可靠和有效( 无偏倚 )?

如果定义结果的标准是主观的并且评估者意识到有某些预后因素的存在,那么在测定结果中可能会出现偏倚。像死亡这样的某些结果不会出现偏倚,而其他像残疾或生活质量方面的结果可能更容易发生偏倚。

## 4A. 为什么要问这个问题?

显然,如果结果的测定发生了偏倚,那么结果事件的发生率将被低估或高估。这显然不会是真实的比率。

## 4B. 如何回答这个问题?

需要确认两件事情:①测定结果的标准和②结果的评估者对基线预后因素的存在与否是否知情。某些结果比如死亡是明确的,但是某些类似于短暂性脑缺血发作或心绞痛的结果则需要一些判断。理想情况下,这些判断的可靠性(如观察者和观察者之间的一致性)和真实有效性应该在开始预后研究之前就已建立。如果使用量表来确定结果,则应在研究中体现其可靠性和真实有效性。

忽视基线预后因素是可取的,但某些类似的因素可能很难被忽视。例如,即使是电话随访,患者的年龄和性别对评估者来说也是显而易见的。然而要尽可能地避免主观结果评估( 测量 )的偏倚,研究人员对此所做的尝试应在研究中有所体现。

## 4C. 如何解释这个答案?

如果评估的结果是客观的( 比如死亡 ),那么你可能会接受不存在偏倚的可能性。而结果越主观,偏倚的可能性就越大。

# 结果评估

## Q1. 结果的可能性是什么?

我们都希望能够用一个单一的数字来概括疾病的预后,通常是比率[①]:即经历该结果事件的人数百分比。用于描述预后的比率通常如下:

(1)5 年生存率:在疾病过程中自某个特定时间点存活 5 年的患者百分比。

(2)病死率:死于某疾病的患者百分比。那些死于无关病因的患者是不包括在内的。

(3)全因死亡率:死于任何原因的队列中的患者百分比。

(4)反应率:在干预之后有改善迹象的患者百分比。

(5)缓解率:没有任何疾病活动征象的患者的百分比。

(6)复发率:在缓解期后回到疾病状态的患者百分比。

有时称这些比率为总比率,因为他们将一批患者的情况总结概括成了一个数值。

如果所有(或几乎所有)事件都在随访的短时间内发生,例如在几小时、几天或几周内,那么总比率对于预后评估来说是可接受且有意义的。这些比率的优点就是简易;你可以轻易地记住它们并且非常便于沟通。而缺点在于,相似的总比率中可能隐藏着巨大的预后差异。例如,图 12.1 显示了夹层动脉瘤和艾滋病患者的 5 年生存率。

对于这两种疾病,约有 10% 的患者在 5 年时仍然生存,但是存活模式差异很大。对于夹层动脉瘤患者来说,早期的死亡率非常高,但如果在最初的几个月内存活的话,他们的死亡风险上升(随后保持

---

① 严格地说,这不是比率,而是比例。然而,在常见的用法中,我们还是会使用复发率、缓解率等词汇。

稳定）。另一方面,艾滋病患者在五年内死亡。五年的死亡事实给出的是相同的百分比;但在这两种情况下的死亡时间(生存)是不同的。

为了克服这个缺点,我们对一组患者进行了死亡(=生存)时间的分析,并以一种称为"生存曲线"的图表形式呈现出来。这一生成曲线的分析形式称为生存分析。生存曲线通常在纵轴上表示存活(无"死亡"事件)的概率(但有时在纵轴上显示的是结果事件的比例,而不是没有)。在任何一种情况下,横轴都表示自观察开始的一段时间。

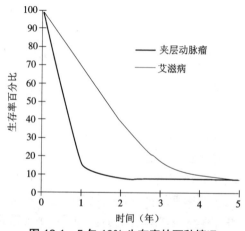

图 12.1　5 年 10% 生存率的两种情况

生存曲线如何生成的相关细节不在本书探讨范围之内,但在解释生存曲线时需要牢记以下几点:

（1）纵轴并不代表实际群体的实际生存百分比,而是代表假设群体的估计生存率。

（2）不同时间点的风险患者的数量通常显示在横轴以下。曲线左侧的估计是可靠的,因为在此期间有更多的患者处于危险之中。但在曲线尾部右侧,估计因为在这段时间内可以接受的随访患者人数较少,所依据的患者数量通常很小。因此,随访期结束时对于生存率估计的准确性低于前期。

（3）生存分析这一方法不仅可以用来分析死亡(生存)时间,还可以用来分析任何事件的时间,结果均可表示为"生存曲线"。而这些事件可能是缓解、复发、中风或急性心肌梗死。

（4）生存曲线可以用来描述任何时间长度后的生存,如1、2、3或5年。这对预后提供了更完整和详细的描述。

（5）当发生事件(而非未发生事件)的百分比(概率)出现时,曲线从"零"开始向上并向右延伸。

## Q2. 什么是误差范围?

比率确定(或估计)的误差范围是由95%的可信区间(CIs)给出的。对可信区间的解释可以应用第四章所介绍过的方法。

生存曲线上各点的95%可信区间呈现在(并且应该)生存曲线的各个点上。如上所述,曲线左侧的区间将比右侧朝向尾部的区间更窄(更精确)。

# 适用性评估(结果能否应用于患者的管理?)

## Q1. 纳入研究的患者及其管理与实践中遇到的患者情况是否类似?

如果患者和治疗的特征与研究中的情况相似,则结果是适用的。你应该通过核查对患者的描述和他们在研究中的管理来判断这一点。如果描述不够充分或特征与你自己的患者和环境不同,那么结果的适用性还有待商榷。

## Q2. 随访时间是否足够长?

随访时间必须足够长,以便所有或几乎所有的临床相关事件在此期间发生；否则，呈现的比率将低于真实情况。当然，如果把死亡作为一个结果，那么直到患者死亡都不能进行随访，而是需要相当长时间的随访才能使结果具有有效性。即使一项研究通过了有效性标准，但随访时间很短，那么研究的结果也很可能没有价值，因为你以及你的患者可能会关注长期的预后情况。

# Q3. 如何利用这些结果对患者进行管理？

预后的相关知识有助于对患者进行管理，主要体现在以下 3 个方面：

（1）如果患者未经治疗的预后良好，那么可以决定不对患者进行治疗。例如，无症状的结肠憩室预后良好，就不需要进一步的治疗。

（2）如果患者的预后总体上很差（例如大量脑出血并伴有脑死亡迹象的患者），那么可以开始同家人讨论器官捐献，断开呼吸机等事项。

（3）对于中等程度预后的患者，可以利用预后预测来权衡治疗的风险与益处。在这样做的时候，需要明确任何预后研究的比率都来源于一组患者，其中一些患者的预后结果较差，一些预后良好。这个比率取的是所有患者的平均值。一个总要考虑的问题是：这个平均比率在多大程度上适用于你的患者？你的患者与研究中的普通患者或其描述的亚组中的患者情况越相近，该研究中相关患者群的比率的适用性就越高。你的患者与所描述的研究组或患者亚组之间的差异程度，决定了你需要以何种程度提高或降低报告中的比率以便于向你的患者提供咨询。

# 应用

如果你的患者与研究中的普通患者情况类似，那么可以将该研究的总体结果作为患者的预后。如果你的患者与该研究中的普通患者情况不尽相同，那么有如下两种选择：一是根据患者的可变因素，可以使用从研究中推导出的等式（如果作者提及了这一点），或者依据患者的预后因素，运用临床判断来提高或降低研究中报告的比率。

## 延展阅读

Concato J, Feinstein AR, Holford TR. The risk of determining risk with multivariable models. Ann Intern Med. 1993;118:201–10.

Ellenberg JH, Nelson KB. Sample selection and the natural history of disease: studies of febrile seizures. JAMA. 1980;243:1337–40.

Guyatt G, Rennie D, editors. User's guides to the medical literature: a manual for evidence-based clinical practice. Chicago: AMA Press; 2002. (www.ama-assn.org).

Guyatt GH, Feeny DH, Patrick DL. Measuring health-related quality of life. Ann Intern Med. 1993;118:622–9.

Kopecky SL. The natural history of lone atrial fibrillation: a population-based study over three decades. N Engl J Med. 1987;317:669–74.

Kriel RL, Krach LE, Jones-Saete C. Outcome of children with prolonged unconsciousness and vegetative states. Pediatr Neurol. 1993;9:362–8.

Laupacis A, Wells G, Richardson S, Tugwell P. Users' guides to the medical literature. V. How to use an article about prognosis. JAMA. 1994;272:234–7.

Meador CK. The art and science of nondisease. N Engl J Med. 1965;272:92.

Walsh JS, Welch G, Larson EB. Survival of outpatients with Alzheimer-type dementia. Ann Intern Med. 1990;113:429–34.

Wolmark N, et al. The prognostic significance of preoperative carcinoembryonic antigen levels in colorectal cancer. Results from the NSABP clinical trials. Ann Surg. 1984;199:375–82.

# 第十三章　高级主题

## 固定效应模型与随机效应模型

让我们从一个故事开始。几年前,银行提出了定期存款的新概念。这个概念是在利息的基础上而产生利息。这叫作"复利"。在这个概念之前,利息只计算在本金上,这种方法被称为"简单利息"。人们可以称之为"简单利益模式"和"复合利益模式"。正如你所看到的,这是计算到期金额的两个不同的概念。在简单利息模型中,只有一个利息来源,即本金,而复利模型中有两种利息来源:本金和定期赚取的利息。

计算是基于不同的公式,使得简单利息的公式只使用本金作为利息的来源,复利模型中有两种利息来源:第一,本金;第二,在一定的固定期限内赚取利息(例如,每3个月)。

两者的实际差别是复利的到期金额比简单利息的多。由此可见,简单利息模型与复利模型的区别是概念性的、计算性的和实用性的。同样,固定效应和随机效应模型之间的差异可以被描述为:

- 概念的
- 计算的
- 实用的

从概念上讲,在固定效应模型中,研究被认为是估计相同的潜在真实效应,而效应估计的所有差异仅仅是由于样本大小的不同所致。在随机效应模型中,研究估计其本身被认为是具有一定分布的随机变量的效应。或者,在随机效应模型中,这些研究从概念上代表了大量(无限)可能的研究问题的样本,而在固定效应模型中,手头的研究代表了问题研究的总数。换句话说,我们认为样本是研究结果差异的唯一原因,而在随机效应模型中,我们认为样本是差异的一个原因,但同时也考虑到有一些其他原因导致的差异还不知道。

计算,在固定效应模型中,只考虑效应测量中的一个差异源,即样本大小,而在随机效应模型中,考虑了两个差异源,即:样本量与研究效果之间的变化。

实际上,随机效应模型比固定效应模型产生更宽的可信区间,而点估计值可能只是略有不同。此外,在固定效应模型中,小的研究得到的权重比随机效应模型的权重要大。一些专家主张使用混合模型,在这种模型中,考虑到效应差异的已知原因被认为是"固定的",此外,考虑到一些原因还不清楚。我还没有看到使用混合模型在医学上进行任何 Meta 分析,而常用的软件没有这一特性。

你可能会问:用哪一种模型好些? 每个模型都有它的支持者。一些专家赞成使用"固定效应"模型,而另一些专家则倾向于使用"随机效应模型"。当在整个研究中的结果很少或没有差异时,这两个模型得出的结果是一样的。然而,当存在重要差异时,随机效应模型比固定效应模型更为保守。当然,如果研究结果之间存在异质性,并决定进行 Meta 分析,则应使用随机效应模型。每当有疑问时,我建议两者模型都用,如果两个模型得出相同的结果就接受该结果。如果模型之间的结果有所不同,最好在做结论之前再多做一些研究。

# 假设试验

让我们从一个类比开始。在诊断性试验中,使用金标准。金标准测试的功能是什么? 金标准告诉你"真实"状态,即患者是否有这种疾病或没有。一旦你知道了真相,你就可以确定一个阳性的试验结果是"真阳性"还是"假阳性",同样,阴性试验结果是否为真阴性或假阴性。然而,在某些情况下,不可能确切地知道真相;然而,事实确实存在。我们进行研究来发现这个真相。你可以想象这项研究作为一个诊断测试,进行诊断(发现)的真相。这项研究会给你一些结果,它可能是阳性的,也可能是阴性的。阳性结果可能为真阳性或假阳性。同样的，阴性的结果可能是真阴性，也可能是假阴性。（一个诊断试验和研究之间的区别是，金标准试验结果可以知道真相－即可确定或被捕捉。）但是，当一项研究试图捕捉真相时，我们只能以假阳性和假阴性的风险保持在一定限度的方式来规划这项研究。如下列 2×2 表所示：

|  | | 真相 | |
| --- | --- | --- | --- |
|  | | 治疗有效<br>（有进展） | 治疗无效<br>（没有进展） |
| 研究表明 | 治疗有效（有进展） | 真阳性<br>a | 假阳性<br>b |
|  | 治疗无效（没有进展） | 假阴性<br>c | 真阴性<br>d |

正如表所示，当计划一项研究时，就需要考虑一旦出现错误的研究结果时可能会有的两种情况。一种是假阳性错误（表 B 单元格）。另一种是假阴性错误（表的单元格 C）。假阳性误差称为 I 型误差，假阴性误差称为 II 型误差。如何避免呢？ 足够大的样本量。 在一开始，你就要根据对假阳性或假阴性错误的风险来计算样本的大小。通常假阳性错误的风险称为 α，假阴性错误的风险称为 β。所以如何知道研究需要多大的样本量，那么需要了解的问题是：你愿意接受的假阳性和假阴性错误的风险是什么？ 换句话说，α 和 β 是什么？ 可能希望它们为零，但在这种情况下，样本量将是无穷大！ 你可能想知道其他研究人员怎么做的？ 几乎所有的研究人员都把 α 设定为 5%。β 怎么样？ 通常定为 10% 或 20%。如果你想 β 是 10%，则样本量将超过 20%。许多学生，一开始也打算将 β 设定为 5%，但这就意味着是巨大的样本量，通常是不可行的和难以管理的。因此，单中心的研究一般 β 保持为 20%，而多中心研究经常为 10% 甚至 5%。还是不太明白？ 那就换一种说法，如果诊断性试验有 10% 的假阴性错误率，它的敏感度是什么？ 你一定会指出是 90%。如果假阴性率为

20%,那么诊断测试的敏感度是什么？显然是80%。因此,两者是相辅相成的。这个概念也适用于一项研究。如果是这样的样本量,它能够检测到90%的真相,那么它将比设定为80%检测到的更敏感。当β为10%时,研究的敏感性,即检测真相的能力,比β为20%时要高。因此,研究样本量越大,研究的敏感性越高。"敏感"一词不在这种情况下使用,而是用"把握度"来表示。因此,研究的把握度与β是互为补充的。当β=10%,把握度为90%;当β=20%,把握度是80%。显然,研究人员可以计划α=5%和把握度为80%或90%的研究样本。

那么,让我们总结一下你迄今所学的内容：

（1）每一项研究都有一些假阳性和假阴性错误的风险。

（2）假阳性错误称为Ⅰ型错误,假阴性错误称为Ⅱ型错误。

（3）在计划阶段,在计算样本量时,你所采取或设置的假阳性错误的风险称为α。

（4）假阴性错误的风险,你在计划中同样设置,称为β。

（5）研究的把握度与β互为补充,它是检测两个治疗组之间的差异的能力。这是一个类似于诊断测试灵敏度的概念。

（6）通常情况下,研究人员设计样本量是基于α=5%而把握度是80%或90%。

关于样本大小的其他概念：

与此相关的一个概念是,你的假想是什么？假设你有一个假说是关于男性和女性智商的。你的假说可能是以下任何一种：

（1）男女智商没有差别。

（2）男女之间的智商有差异。

（3）男性的智商比女性高。

（4）女性的智商比男性高。

（5）女性的智商不低于男性。

假说1被称为"无效假设",这几乎总是统计检验的基础。不管你的假说是什么,统计学家们都是在"无差异"假说的基础上开始试验的,那就是无效假设。因此,无效假说不是你开创的。如果你要做一个没有差异的假说,则需要这样说——女性的智商等于男性的智商,反之亦然。这就是所谓的"等价"假说。假说 2、3 和 4 是"优势假说",即假设一个性别的智商高于另一个。假说 5 被称为"非劣性假说",即只假定一个性别的智商不低于此,如同在这种情况下,仅指女性。我们将重点讨论优势假说。

在假说 2 中,如果说智商(男性)不等于智商(女性),而你对两个方向的差异都感到满意:以下是男性或女性,两者都是你感兴趣的。在假说 3、4 或 5 中,你指定了兴趣所在的一个方向。在假说 3 中,你并不想知道男性的智商是不是等于或小于女性。同样,在假说 4 中,你指定了有利于女性的方向。因此,你假说的统计检验将是双尾或单尾。当你的假设不是单向的(非定向的)时,这意味着对两个结果中的任何一个都感兴趣;要使用的试验将是双尾的。当你的假设在一个方向(方向)时,试验将是单尾的。

(不要担心"尾巴"这个词——它与动物的尾巴无关)。因此,在样本大小计算过程中必须回答的一个问题是,是否使用双尾或单尾检验。如假说 3、4 和 5,将选择单尾检验,而对于假说 1 和 2,则选择双尾检验。单尾检验需要比双尾检验小的样本量。你要谨慎选择单尾试验。许多刊物不喜欢此类文章。你必须说明为什么只对一个方向感兴趣。而大多数研究人员都选择什么呢? 多选择双尾试验。

概括地说,假设试验涉及一些在本章中提及的术语如 $\alpha$、$\beta$,把握度,优势/等价/非劣性和单尾/双尾。样本大小的计算还涉及一些本章未包括的患者(受试者)和结局(终点)。

# 第十四章　严格评价案例

## 临床场景描述

患者,男,55岁,因胸痛4小时于急诊科就诊。你在急诊室负责接诊该患者。

该患者5年前诊断为高血压(常规检查)。在随后的检查评估中,他还被发现患有动脉粥样硬化血管疾病,不伴有其他危险因素,建议限制其食盐摄入量及口服雷米普利每天1次5mg。他的血压控制在135 / 85mmHg。他自述除了上腹部偶有明显灼烧感觉并予以抑酸剂治疗外并无其他异常。

今天晚上下班后,他感觉左侧胸部隐痛。他最初以为胃酸过多,自行服用两茶匙抑酸凝胶,疼痛未予缓解且一小时后症状加剧,遂于急诊就诊。

询问病史,患者无左肩臂放射痛,不伴有出汗、呕吐或心悸。疼痛伴有灼烧感,同时伴胸骨后沉重压迫感。

经检查,其脉搏正常,为80次 / 分,血压145 / 90 mmHg,呼吸频率20次 / 分,无发热。全身检查正常。12导联心电图正常。你将他纳入你的胸痛评估系统,进行12导联心电图ST段持续观察及肌酸激酶同工酶蛋白质量浓度(CK-MB)连续监测。

患者的妻子问道:"医生,他怎么了? 他是心脏病发作了吗?"你告诉她心脏病发作的可能性很低,但要先观察6个小时,然后再决定是否让他住院或回家。

你想知道是否可以在6小时后排除急性心肌梗死。你进行了一次MEDLINE搜索,发现了最近的一篇文章:在急症科观察6小时能排除急性心肌梗死吗? 其为Herren等撰写的诊断队列研究。你决定阅读这篇文章。

# 诊断类论文严格评价解析范例

**参考文献**: Herren KR, Mackway-Jones K, Richards CR, et al. Is it possible to exclude a diagnosis of myocardial damage within six hours of admission to an emergency department? Diagnostic cohort study. BMJ. 2001;323(7309):372.

| 导读 | 评论 |
| --- | --- |
| 研究结果有效吗? | |
| 临床医生是否面临诊断的不确定性? | 是的,胸痛评估小组的医生们不确定是否排除了心梗。他们想知道如果实验报告没出来保守 6 小时后出院是否是安全的 |
| 是否符合金标准的独立的盲比? | 关于"金标准":是的,比较的金标准是在 48 小时内进行肌钙蛋白 t 检验。第一个问题是,这是否是一个可以接受的金标准。它是否具有(理想 100%)精准诊断的条件? 诊断的条件是什么? 在急诊室,人们关心的是控制疼痛而不是错过心脏病,从而导致心脏衰竭或心律失常。有些人可能认为,作者应该以临床相关心律失常 / 心力衰竭或心源性猝死为金标准。其他人可能认为这是足够的,因为 48 小时的负肌钙蛋白测试被广泛接受,排除急性心肌梗死,这是急诊入院的主要问题 |
| | 关于"盲比":我们不知道。作者没有提到报告肌钙蛋白 T 浓度的实验室人员是否不知道试验检测结果和患者的入院 / 出院情况 |

（待续）

| 导读 | 评论 |
| --- | --- |
| 被测试的结果是否影响了执行金标准的决定？ | 没有，执行金标准的决定与实验测试结果无关。但76名患者不能接受金标准测试。作者可以在出院后追踪其中61名患者4周或更长时间。显然，所有的MI是免费的，这表明否定协议测试结果是正确的。向读者保证这些患者没有系统的不同（更容易心梗）从分析样本来看，作者认为他们与MI患者有相同的风险记录，与金标准患者的性别比例相同。事实上，他们更可能年龄小于40岁，因此不太可能成为心肌梗死的候选人。然而，目前还没有关于15名患者的信息。15例患者缺乏金标准数据是否使结果无效？我们可以通过敏感性分析来检验这个。假设他们都是协议测试阴性但金标准阳性（最坏的情况），我们可以重新计算似然比（他们是LR + 11，LR-0.34） |
| 结果是什么呢？ | |
| 什么似然比的范围与可能的测试结果相关？ | 阳性检测结果似然比为13.9，阴性检测结果似然比为0.03。目前在三个级别及以上的测试结果最相关 |
| 我如何将这结果运用到患者诊疗中？ | |
| 测试结果的再现性及其解释在我的设置中是否令人满意？ | CPK-MB标准测试包是可用的。作者给出了他们使用的化验的描述和来源。给出了ST段监测的描述和来源。两个来源看来可靠。为实验室制定一个质量控制方案是可取的。校准和一致性检查应定期进行两项测试 |
| 这些结果能用在我的患者身上吗？ | 连续胸痛患者纳入研究。他们不太可能与急诊室里遇到的胸痛患者有系统的区别。因此，结果可能适用于大多数环境。然而，如果作者提出研究人群的风险分布和其他人口统计学变量，读者可以更确定地确定他们自己的患者群体的相似性或其他方面 |
| 这些结果会改变我的诊疗方案吗？ | 是的，根据检查结果，患者将会要求入院或观察。大多数患者（82%）的观察期从24小时减少到6小时 |
| 会有更好的实验测试结果吗？ | 确定患者是否有更好的实验测试，需要随机的那些胸痛患者接受或不接受6小时急救诊断实验测试。我们可以追踪两组患者，比较心衰、心律失常、胸痛缓解时间、死亡和患者满意度等结果。这不仅包括心梗，而且还包括胸痛，如急性心包炎和主动脉夹层。这项研究只关注心肌梗死，但并没有提及胸痛的持续时间以及是否有其他原因被诊断出来。这些信息的缺乏限制了结果的有用性 |

（待续）

| 导读 | 评论 |
|------|------|
| 看似有益的结果有潜在的危害和代价吗? | 是的,"排除"心肌梗死和随后的早期治疗(希望在缓解疼痛之后)的好处是显而易见的。实验的成本可能超过大多数患者不必要住院24小时的费用。然而,风险和利益的精确平衡只能通过 RCT 来确定 |

方案解析:我们的患者有两个危险因素导致心肌梗死——年龄和高血压。心肌梗死的验前概率可能在 10% 左右。如果他在 6 小时后排除测试是阴性的, 验后概率( $LR-ve$ =0.03 )是 0.33%。这个数值非常低足以放心地让他出院。另一方面,如果他的测试结果是阳性的,验后概率达 60%,这显然需要留院和进一步的测试来确认心肌梗死和进一步的治疗。

# 治疗类论文严格评价常见问题

临床场景描述:患者,男, 55 岁,房颤和短暂性脑缺血发作病史。接受常规的华法林治疗。在随访中发现其 INR( 国际标准化比率 )是 8。 且并未服用任何其他药物。因担心会出现出血等并发症。要求其立即停止服用华法林。你的住院医问:是否应该给他服用维生素 K,以尽快降低 INR? 你告诉他,这是个好问题。为什么不找出证据与我讨论呢? ( 临床问题是什么? )他把下面的论文带给你,你开始评估论文。

**参考文献** : Crowther MA, Julian J, McCarty D, et al. Treatment of warfarin-associated coagulopathy with oral vitamin K: a randomized controlled trial. Lancet. 2000;356:1551-53.

## 有效性评估( 信息是否有效？ )

| 问题 | 回答 |
|---|---|
| 1. 有对照组吗？ | 是的 |
| 2. 是否隐匿性随机分配对照组( 随机 )？ | 是的,这是一个随机对照研究,但隐匿描述得不清楚,因为无论是维生素 K 还是安慰剂,没有提到是否是用相同独立包装提供的 |
| 3. 这些组在基线上可比较( 相似 )吗？ | 大致来说,是的。然而,安慰剂组处于不利地位,因为平均年龄偏高的人入组时 INR 略高。不过这不太可能影响到结论 |
| 4. 最初的平衡是否保持不变( 通过对两组的同等照顾和遵守 )？ | 是的,最初结果都是在用药后 1 天观察到的。因此,几乎没有机会不平等的照顾。此外,药物和安慰剂( 只需要一个剂量 )在观察下进行管理,从而保证了依从性 |
| 5. 随访工作是否完备？ | 有 3 个患者( 两个安慰剂组一个是维生素 K 组 )退组了,但这也不会影响到结论。即使在最坏情况下的差异,治疗的成功率也将会是安慰组 11/46( 24 % )维生素 K 组 25/46( 54 % );率差＝-30 % |
| 6. 正确的结果测量( 是否采取的盲测的结果？ ) | 可能是的。很可能实验室测量不受以前 INR 的影响。实验室人员可能并不知晓给患者的是药物还是安慰剂 |
| 7. 是基于意向治疗原则的分析吗？ | 严格地说,不,但这不可能也不会使结果无效 |
| 8. 新疗法对研究有什么影响吗？( 治疗效果的大小是多少？ ) | 是的。在报告的分析 $RD=-36\%$,$NNT=3$,$RR=0.36$;$RRR=64\%$。即使最坏情况的分析,$RD=-30\%$;$NNT \cong 4$,$RR=0.44$;$RRR=66\%$ |
| 9. 所观察到的差异不可能是偶然的( $P$ 值 )吗？ | 是的,$P=0.001$ 表明观察到的差异很可能是由于偶然 |
| 10. 研究的误差范围是多少( CI )？ | 点估计值在左边居多,CI( 可信区间 )也完全在左边。这就是说,有明确的证据表明,维生素 K 比安慰剂有助于患者更早达到可接受的 INR |

适用性评估( 我可以将该案例应用于患者诊疗吗？ )

| | |
|---|---|
| 11. 该研究人群与我的实践有关系吗？ ( 结果能应用到我的患者身上吗？ ) | 是的 |
| 12. 干预措施与我的诊疗是否相关( 可行、可能和负担得起 )？ | 是的 |

**( 待续 )**

| 问题 | 回答 |
| --- | --- |
| 13. 对照研究与我的诊疗相关吗? | 是的 |
| 14. 所有临床相关(重要)结果都考虑了吗? | 是的,考虑了有利和不利两方面的影响。看来没有明显的不良影响 |
| 15. 效益与潜在的伤害以及成本相等吗? | 是的 |

解决方案:在评估证据后,你认为给 INR 值高的患者服用维生素 K 的治疗方案是安全有效的。尽管证据只是一个随机对照试验。如果有更多的科研结果支持该治疗方案,你会更自信。今后你会持续查找能支持该治疗方案的科学研究,同时在医院应用该治疗方案。并关注此类研究以便继续深入探讨该主题。

# Meta 分析严格评价常见问题

临床场景描述:你是医院医疗服务的负责人。担心在普通内科病房脑卒中患者没有得到充分的照顾。当病房住满了急性心肌梗死、肺炎、肝性昏迷等患者时,脑卒中患者被关注的会相对较少。于是建议医院成立脑卒中病房。因为医院没有神经科,考虑到最近在脑卒中方面的培训,你决定管理所有脑卒中患者。医院管理者要求你提供证据证明成立脑卒中病房能够挽救患者生命并减少患者的致残率。(临床问题是什么?)通过搜索医学文献,找到严谨的可评价的文献支持你的建议。

**参考文献** : Langhorne P, Williams BO, Gilchrist W, Howie K. Do stroke units save lives? Lancet. 1993;342:395–8.

有效性评估(信息是否有效?)

1. 综述(Meta 分析)解决了关键的临床问题吗？

是的,人群,干预措施,对照组以及结局指标都很明确,且对这个临床问题的陈述很好

2. 搜索相关的研究是否全面和有据可查？

基本上是的。检索词没有提到。没有检索 EMBASE

3. 包括高质量方法学研究吗？

不清楚。报告中缺少关于方法学质量的一节,但在结果部分报告了与质量评估有关的一些要点。据报道,8 个试验都报道为常规的随机法,但有多少为隐匿随机没有清楚说明。盲法不是一个大问题,如同选择最终结果为"死亡率"一样不切实际。如关于死亡率细节的,原文中描述指出有两篇因失访未发表,从卒中组抽取 6 个与从对照组抽取 14 个,不会使结论无效。假设他们都可能存活,但是正如作者指出的那样,这只会加强结果,因为由于这个假设而产生的偏倚有利于"普通病房",尽管这样,最终脑卒中病房的控制组会更好

4. 评审人员在选择和评估研究方面是否有很好的一致性？

不太清楚,没有研究统计数据提供

结果评估(信息是什么?)

5. 是可以结合的结果吗？（研究结果近似）

是的,图 1 中的点估计值彼此相当接近。955CIs 是重叠的。试验的异质性差异无显著性——都有相似的研究结果的除了 Peacock 教授的一个研究,如图 2 所示

6. 研究的总体结果是什么（治疗效果的大小和精确度）？

Meta 分析显示在第一个 17 周后死亡率下降了 28% 而第一年后下降了 21%

适用性评估(以上信息可以适用于我的患者吗)

7. 研究人群与我的实例有关系吗？"（结果能应用到我的患者身上吗？）

是的,然而,超过 70 岁的平均年龄表明,发展中国家的人口略高于老龄人口。然而,即便是发展中国家的人群也不太可能有不同的结果

8. 干预措施与我的实例是否相关(可行、可实践和负担得起)？

干预措施没有做充分的描述。在所有的研究中,干预组由一个专门的多学科小组组成,他们对脑卒中康复感兴趣。组建这样的多学科小组是可行的。成立一个地理意义上的脑卒中病房需要医院管理部门的支持

9. 对照组干预措施与我的实例相关吗？

是的,非常相关

**（待续）**

| 有效性评估(信息是否有效?) | |
| --- | --- |
| 10. 所有与临床相关(重要)结果是否被考虑? | 没有。作者对多样性的测量结果没有做功能性分析 |
| 11. 优势与潜在危害以及成本相当吗? | 不好说。也许这里没有潜在危害,但是成本—效果值得研究。 |

解决方案:本文揭示的是方法论上的观点。然而,脑卒中病房是否具有成本效益本文尚未阐述。你的主管要求出示证明脑卒中病房成本效益的文献。于是你决定对适用于成立脑卒中病房的研究做更多的检索和评价。

# 索　引